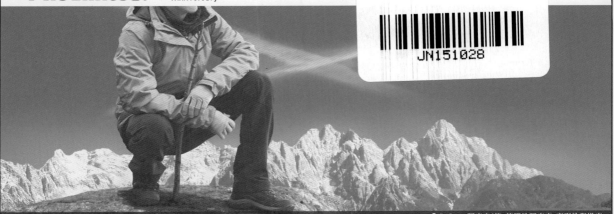

粘着力が良好な、腰痛症※の鎮痛・消炎に効果を有するパップ剤
※腰痛症(筋・筋膜性腰痛症、変形性脊椎症、椎間板症、腰椎捻挫)

経皮鎮痛消炎剤　[薬価基準収載]
モーラス®パップXR 120mg
MOHRUS® PAP XR 120mg
ケトプロフェン2%

[薬価基準収載]
モーラス®パップXR 240mg　新発売
MOHRUS® PAP XR 240mg
ケトプロフェン2%

【禁忌】(次の患者には使用しないこと)
(1) 本剤又は本剤の成分に対して過敏症の既往歴のある患者(「重要な基本的注意」の項(1)参照)
(2) アスピリン喘息(非ステロイド性消炎鎮痛剤等による喘息発作の誘発)又はその既往歴のある患者[喘息発作を誘発するおそれがある。]
(3) チアプロフェン酸、スプロフェン、フェノフィブラート並びにオキシベンゾン及びオクトクリレンを含有する製品(サンスクリーン、香水等)に対して過敏症の既往歴のある患者[これらの成分に対して過敏症の既往歴のある患者では、本剤に対しても過敏症を示すおそれがある。]
(4) 光線過敏症の既往歴のある患者[光線過敏症を誘発するおそれがある。]
(5) 妊娠後期の女性

【効能・効果】
○ 下記疾患並びに症状の鎮痛・消炎
　腰痛症(筋・筋膜性腰痛症、変形性脊椎症、椎間板症、腰椎捻挫)、変形性関節症、肩関節周囲炎、腱・腱鞘炎、腱周囲炎、上腕骨上顆炎(テニス肘等)、筋肉痛、外傷後の腫脹・疼痛
○ 関節リウマチにおける関節局所の鎮痛

〈効能・効果に関連する使用上の注意〉
(1) 本剤の使用により重篤な接触皮膚炎、光線過敏症が発現することがあり、中には重度の全身性発疹に進展する例が報告されているので、疾病の治療上の必要性を十分に検討の上、治療上の有益性が危険性を上回る場合にのみ使用すること。
(2) 損傷皮膚には本剤を使用しないこと。

【用法・用量】
1日1回患部に貼付する。

【使用上の注意】
1. 慎重投与(次の患者には慎重に使用すること)
気管支喘息のある患者[アスピリン喘息患者が潜在しているおそれがある。](「重大な副作用」の項2)参照)
2. 重要な基本的注意
(1) 本剤又は本剤の成分により過敏症(紅斑、発疹・発赤、腫脹、刺激感、瘙痒感等を含む)を発現したことのある患者には使用しないこと。
(2) 接触皮膚炎又は光線過敏症を発現することがあり、中には重度の全身性発疹に至った症例も報告されているので、使用前に患者に対し次の指導を十分に行うこと。(「重大な副作用」の項3)4)参照)
　1) 紫外線曝露の有無にかかわらず、接触皮膚炎を発現することがあるので、発疹・発赤、瘙痒感、刺激感等の異常が認められた場合には、直ちに使用を中止し、患部を遮光し、受診すること。なお、使用後数日を経過して発現する場合があるので、同様に注意すること。
　2) 光線過敏症を発現することがあるので、使用中は天候にかかわらず、戸外の活動を避けるとともに、日常の外出時も、本剤貼付部を衣服、サポーター等で遮光すること。なお、白い生地や薄手の服は紫外線を透過させるおそれがあるので、紫外線を透過させにくい色物の衣服などを着用すること。また、使用後数日から数ヵ月を経過して発現することもあるので、使用後も当分の間、同様に注意すること。異常が認められた場合には直ちに本剤の使用を中止し、患部を遮光し、適切な処置を行うこと。
(3) 皮膚の感染症を不顕性化するおそれがあるので、感染を伴う炎症に対して用いる場合には適切な抗菌剤又は抗真菌剤を併用し、観察を十分に行い慎重に使用すること。
(4) 腰痛症、変形性関節症、肩関節周囲炎、腱・腱鞘炎、腱周囲炎、上腕骨上顆炎、筋肉痛、外傷後の腫脹・疼痛に本剤を使用する場合は、以下の点に注意すること。
　1) 本剤による治療は対症療法であるので、症状に応じて薬物療法以外の療法も考慮すること。また、投与が長期にわたる場合には患者の状態を十分に観察し、副作用の発現に留意すること。
(5) 関節リウマチにおける関節局所の鎮痛に本剤を使用する場合は、以下の点に注意すること。
　1) 関節リウマチに対する本剤による治療は対症療法であるので、抗リウマチ薬等による適切な治療が行われ、なお関節に痛みの残る患者のみに使用すること。
　2) 関節痛の状態を観察しながら使用し、長期にわたり漫然と連用しないこと。また、必要最小限の枚数にとどめること。

3. 相互作用
【併用注意】(併用に注意すること)
メトトレキサート

4. 副作用
本剤は、副作用発現頻度が明確となる臨床試験を実施していない。なお、ケトプロフェン20mg含有テープ剤の各承認時までに報告された副作用は次のとおりである。
○ 腰痛症、変形性関節症、肩関節周囲炎、腱・腱鞘炎、腱周囲炎、上腕骨上顆炎、筋肉痛、外傷後の腫脹・疼痛
総症例1,156例中副作用が報告されたのは57例(4.93%)であり、発現した副作用は、発疹11件、発赤9件、瘙痒感18件、刺激感5件等の接触皮膚炎54件(4.67%)、貼付部の膨疹、動悸、顔面及び手の浮腫各1件(0.09%)などであった。(モーラステープ承認時)
○ 関節リウマチ
総症例525例中副作用が報告されたのは45例(8.57%)であり、発現した副作用は、接触皮膚炎17件、適用部位瘙痒感12件、適用部位紅斑6件、適用部位発疹6件、適用部位皮膚炎3件等であった。(モーラステープ20mg効能追加承認時)
ほかに医師などの自発的報告により、ショック、アナフィラキシー、喘息発作の誘発(アスピリン喘息)、光線過敏症の発現が報告されている。

(1) 重大な副作用
1) ショック(頻度不明)、アナフィラキシー(0.1%未満)
ショック、アナフィラキシー(蕁麻疹、呼吸困難、顔面浮腫等)があらわれることがあるので、観察を十分に行い、異常が認められた場合には使用を中止し、適切な処置を行うこと。
2) 喘息発作の誘発(アスピリン喘息)(0.1%未満)
喘息発作を誘発することがあるので、乾性ラ音、喘鳴、呼吸困難感等の初期症状が発現した場合には使用を中止すること。気管支喘息患者の中には約10%のアスピリン喘息患者が潜在していると考えられているので留意すること。なお、本剤による喘息発作の誘発は、貼付後数時間で発現している。(【禁忌】の項(2)参照)
3) 接触皮膚炎(5%未満、重篤例は頻度不明)
本剤貼付部に発現した瘙痒感、刺激感、紅斑、発疹・発赤等が悪化し、腫脹、浮腫、水疱・びらん等の重度の皮膚炎症状や色素沈着、色素脱失、さらに全身に皮膚炎症状が拡大し重篤化することがあるので、異常が認められた場合には直ちに使用を中止し、患部を遮光し、適切な処置を行うこと。なお、使用後数日を経過してから発現することもある。
4) 光線過敏症(頻度不明)
本剤の貼付部を紫外線に曝露することにより、強い瘙痒を伴う紅斑、発疹、刺激感、腫脹、浮腫、水疱・びらん等の重度の皮膚炎症状や色素沈着、色素脱失が発現し、さらに全身に皮膚炎症状が拡大し重篤化することがあるので、異常が認められた場合には直ちに使用を中止し、患部を遮光し、適切な処置を行うこと。なお、使用後数日から数ヵ月を経過してから発現することもある。

● その他の使用上の注意については添付文書をご参照ください。
● 添付文書の改訂に十分ご留意ください。

製造販売元　久光製薬株式会社　〒841-0017 鳥栖市田代大官町408番地
資料請求先：学術部 お客様相談室　〒100-6330 東京都千代田区丸の内二丁目4番1号
フリーダイヤル 0120-381332　FAX.(03) 5293-1723
受付時間／9:00～17:50 (土日・祝日・会社休日を除く)
2017年2月作成

Bone Joint Nerve

特集　頚髄症の

❶ 症候学と診断

頚髄症の症候学
　　　　横浜南共済病院　三原 久範　7

頚髄症におけるMyelopathy handを含む手の症候
　　　　大阪大学　海渡 貴司　15

頚髄症と紛らわしい脳血管障害
　　　　名古屋第二赤十字病院　安井 敬三ほか　21

運動ニューロン疾患―筋萎縮性側索硬化症を中心に
　　　　帝京大学　河村 保臣ほか　29

多発性硬化症と視神経脊髄炎―診断と治療の進歩
　　　　東北大学　三須 建郎　35

❷ 画像診断

頚髄症の画像診断
　　　　富山大学　川口 善治　43

頚髄症の拡散テンソル投射路撮影
　　　　慶應義塾大学　辻 収彦ほか　51

❸ 保存療法

頚髄症の自然経過
　　　　慶應義塾大学　岡田 英次朗ほか　59

頚髄症に対する保存療法の実際
　　　　はちや整形外科病院　蜂谷 裕道　65

❹ 手術療法

前方固定術
　　　　九段坂病院　進藤 重雄　67

棘突起縦割式椎弓形成術
　　　　東京大学　大島 寧　75

Up-to-date

BJN Japan
—こつ・かんせつ・しんけい—

叢書　通巻28号
Vol.8 No.1 2018
目次

片開き式椎弓形成術—開発・改良の歴史と治療成績—	慶應義塾大学　名越 慈人ほか	81
山口大式頚椎椎弓形成術（服部法）	山口大学　寒竹 司ほか	87
筋温存型選択的椎弓切除術	国立病院機構村山医療センター　山根 淳一	93
頚髄症に対する内視鏡下頚椎後方除圧術	和歌山県立医科大学　岩﨑 博ほか	99
頚髄症に対する前方法，後方法の比較	東京医科歯科大学　吉井 俊貴	107

❺その他

JOACMEQを用いた頚部脊髄症の治療成績評価	大阪警察病院　和田 英路	115
圧迫性頚髄症急性増悪例に対する顆粒球コロニー刺激因子（G-CSF）を用いた神経保護療法：臨床研究	筑波大学　國府田 正雄ほか	123

❻座談会

頚髄症の治療成績の向上と合併症予防のための方策	横浜南共済病院　三原 久範／東京医科歯科大学　吉井 俊貴 慶應義塾大学　名越 慈人／慶應義塾大学　中村 雅也（司会）	129

●コラム

Diversity	東京大学　西野 仁樹	141

学術集会案内	122, 128	投稿規定		156
バックナンバー	145	次号予告		157
教育研修会（頚椎・脊髄関連）	152	編集後記（中村雅也）		158
Vol.8 No.1　Key Words	155	広告掲載一覧表		158

Up-to-date of cervical myelopathy

Symptomatology for cervical myelopathy ······ Mihara Hisanori ··· 7

Myelopathy hand and other symptom and signs of hands in patients with cervical myelopathy ······ Kaito Takashi ··· 15

Cerebrovascular diseases mimicking cervical myelopathy ······ Yasui Keizo et al ··· 21

Clinical diagnosis of amyotrophic lateral sclerosis and other motor neuron diseases ······ Kawamura Yasuomi et al ··· 29

Multiple sclerosis and neuromyelitis optica the proceedings of diagnosis and therapy ······ Misu Tatsuro ··· 35

Characteristics of image findings for the pathologies in cervical myelopathy ······ Kawaguchi Yoshiharu ··· 43

Diffusion tensor tractography in cervical spondylotic myelopathy ······ Tsuji Osahiko et al ··· 51

Natural course of cervical myelopathy ······ Okada Eijiro et al ··· 59

Conservation therapy for cervical myelopathy ······ Hachiya Yudo ··· 65

Anterior cervical decompression and fusion methods ······ Shindo Shigeo ··· 67

Double-door laminoplasty for degenerative cervical myelopathy ······ Oshima Yasushi ··· 75

Historical development and surgical outcomes in expansive open-door laminoplasty ······ Nagoshi Narihito et al ··· 81

Cervical laminoplasty (Hattori's method) ······ Kanchiku Tsukasa et al ··· 87

Muscle-preserving selective laminectomy ······ Yamane Junichi ··· 93

Microendoscopic laminotomy for cervical spondylotic myelopathy ······ Iwasaki Hiroshi et al ··· 99

A comparison of anterior approach and posterior approach for the treatment of cervical myelopathy ······ Yoshii Toshitaka ··· 107

Outcome measurement with JOACMEQ for cervical myelopathy ······ Wada Eiji ··· 115

Clinical trial for acute aggravation of compressive myelopathy symptoms using granulocyte colony-stimulating factor ······ Koda Masao et al ··· 123

* * *

THE ROUND TABLE MEETING
 ······ Mihara Hisanori, Yoshii Toshitaka, Nagoshi Narihito and Nakamura Masaya ··· 129

薬物治療の生きた知識を整理し実践に即した理解を深める

好評既刊

わかりやすい 疾患と処方薬の解説
2017年版

編集委員

市田 隆文 (湘南東部総合病院院長)	伊藤 芳久 (日本大学薬学部教授)	稲津 教久 (帝京平成大学薬学部教授)	小野 真一 (日本大学薬学部教授)
小野寺憲治 (前 横浜薬科大学教授)	小佐野博史 (帝京大学薬学部教授)	鈴木 孝 (日本大学薬学部教授)	高崎浩太郎 (帝京平成大学薬学部講師)
日塔 武彰 (横浜薬科大学薬学部准教授)	松田 佳和 (日本薬科大学教授)	若林 広行 (新潟薬科大学薬学部教授)	(五十音順)

本書の特長

1. 薬学教育モデル・コアカリキュラムに準拠し薬物治療学の基礎から応用まで幅広く解説
2. 創刊当初から薬学6年制の目的である"臨床"を重視した編集方針により多くの臨床医が実践例に基づき執筆
3. 教科書／参考書および指導薬剤師向け研修テキストとして毎年採用実績あり

病態・薬物治療 編

ガイドラインなどに基づき各疾患の定義・原因・病態・症状・検査・診断治療方針・薬剤選択などをわかりやすく解説。実臨床で使用されている処方例も多く掲載、各疾患に適応がある薬剤の解説や症候に関する記載も充実しています。
この1冊で薬物治療の基礎が十分理解できます。

第1章	総論	第10章	アレルギー・免疫疾患
第2章	脳神経疾患	第11章	血液・造血器疾患
第3章	精神疾患	第12章	産科・婦人科疾患
第4章	循環器疾患	第13章	皮膚疾患
第5章	呼吸器疾患	第14章	眼科疾患
第6章	消化器疾患	第15章	耳鼻咽喉科疾患
第7章	腎臓・泌尿器疾患	第16章	悪性腫瘍
第8章	骨・関節疾患	第17章	移植医療の現状
第9章	内分泌・代謝疾患	第18章	症候

ケーススタディ 編

臨床実務実習後の薬学生に求められる薬物治療の生きた知識を整理し、実践に即した対応が可能になることを主眼に編集されています。薬剤師国家試験の準備に有益なテキストとなり、さらには薬剤師として臨床現場で活躍する時にも知識の確認に大いに役立ちます。
TBL/PBL用の教材などとして是非ご活用ください。

病態・薬物治療 編
B5判　571頁　定価6,000円＋税

ケーススタディ 編
B5判　定価2,000円＋税

上記2冊がセットになってケース入り　**教科書セット(ケース入りセット) 定価8,000円＋税**

発行所　アークメディア　〒102-0075 東京都千代田区三番町7-1 朝日三番町プラザ406号
TEL 03-5210-0871/FAX 03-5210-0874/振替00160-5-129545

慢性化しやすい痛みに

腰痛症

変形性関節症
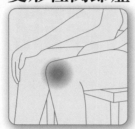

頸肩腕症候群
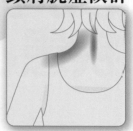

帯状疱疹後神経痛
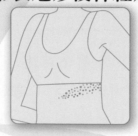

肩関節周囲炎
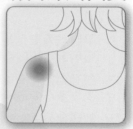

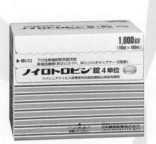

下行性疼痛抑制系賦活型
疼痛治療剤（非オピオイド、非シクロオキシゲナーゼ阻害）

ノイロトロピン®錠4単位

ワクシニアウイルス接種家兎炎症皮膚抽出液含有製剤　〈薬価基準収載〉

【禁忌】（次の患者には投与しないこと）：本剤に対し過敏症の既往歴のある患者

【効能・効果】
帯状疱疹後神経痛、腰痛症、頸肩腕症候群、肩関節周囲炎、変形性関節症

【用法・用量】
通常、成人には1日4錠を朝夕2回に分けて経口投与する。なお、年齢、症状により適宜増減する。

〈用法・用量に関連する使用上の注意〉
帯状疱疹後神経痛に対しては、4週間で効果の認められない場合は漫然と投薬を続けないよう注意すること。

【使用上の注意】
1. 副作用
承認時までの調査では、1,706例中89例（5.22％）に、市販後の副作用頻度調査（再審査終了時点）では、18,140例中98例（0.54％）に副作用が認められている。以下の副作用は、上記の調査及び自発報告等で認められたものである。

(1) 重大な副作用
1) 肝機能障害、黄疸（いずれも頻度不明）：AST(GOT)、ALT(GPT)、γ-GTPの上昇等を伴う肝機能障害、黄疸があらわれることがあるので、観察を十分に行い、異常が認められた場合には、投与を中止するなど適切な処置を行うこと。
2) 本薬の注射剤において、ショック、アナフィラキシーがあらわれたとの報告があるので、観察を十分に行い、異常が認められた場合には、直ちに投与を中止し、適切な処置を行うこと。

その他の使用上の注意などにつきましては、添付文書をご参照下さい。

製造販売元
日本臓器製薬
〒541-0046 大阪市中央区平野町2丁目1番2号
資料請求先：学術部

くすりの相談窓口 ☎06-6233-6085
土・日・祝日を除く 9:00〜17:00

2013年7月作成

Part 1 症候学と診断

特集／頚髄症のUp-to-date

頚髄症の症候学
Symptomatology for cervical myelopathy

三原 久範*
Mihara Hisanori

抄録▶頚部脊髄症（頚髄症）の診断においては神経症候学が基軸となっており，症候学なくして本症の日常診療は成り立たない．本稿では頚髄症の神経症候を感覚系と運動系に分けて解説し，これらに対する現行の評価ツールを一覧にして紹介した．また，脊髄の推定障害部位をもとに頚髄症の病型を5型に分類し，それぞれの特徴を定量的なスコアを用いて説明した．さらに，客観性と定量性が求められる症候学の将来展望について言及した．

Key Words 頚髄症（cervical myelopathy），症候学（symptomatology），分類（classification），評価ツール（evaluation tool），定量化（quantification）

*横浜南共済病院 整形外科 脊椎脊髄センター

はじめに

腫瘍性疾患やウイルス性疾患においては，血液検査や尿検査だけで診断が可能な時代になった．しかし，最新の血液生化学検査や免疫血清学的検査あるいは遺伝子検査を用いても，頚部脊髄症（頚髄症）の診断に至ることはできない．進歩著しい画像診断技術をもってしても然りである．現時点での頚髄症の診断においては神経症候学が基軸となっており，症候学なくして本症の日常診療は成り立たない．そもそも神経症候学では動物実験モデルを作成することが困難であり，患者と真摯に向き合ってきた数多の医師，研究者の忍耐強い観察と洞察の集大成によって成り立っている．そのため新たな症候の発見やその検証には膨大な時間と労力を要し，今日のスピーディーな情報伝達社会では注目されにくい学問といえる．しかしながら，実臨床の現場では症候学抜きでは診断も治療も前に進むことができないことは明白であり，その重要性が薄れたわけではない．

本稿では頚髄症の症候学に関連した最近の知見や筆者の注目しているテーマを紹介し，その魅力と展望について解説したい．

感覚系症候

1. 痛みについて

外来刺激に対する感覚器の応答のうち，日常生活で最も頻発し，なおかつ不快な反応は痛みであろう．ゆえに痛みは第5のバイタルサインといわれ，患者の発する生体反応として非常に重要な症候と捉えられている．痛みに対する科学的アプローチの歴史は古いが，まず取り組まれたのが痛覚を定量化しようとする試みであろう．19世紀末にはvon Freyの刺激毛を用いた測定が広く普及したが，その定量化・定性化には至らなかった．20世紀半ばには痛みを誘発する刺激の強さで痛覚閾値を測定しようとする試みが競って行われ，輻射熱疼痛計や圧疼痛計あるいは浸透圧や化学物質を用いた装置なども開発

表1 知覚神経線維の種類と特徴

神経の種類	伝達する感覚	神経の種類	伝導速度
Aβ線維	触覚・圧覚	有髄神経	30～70 m/sec
Aδ線維	温痛覚	有髄神経	12～30
C線維	温痛覚	無髄神経	0.5～2

されたが[1]，これらは安全性や利便性の問題で日常診療現場には普及しなかった．今日広く普及しつつあるのは電気刺激を用いた方法で，皮膚に痛みを発生させないパルス状電流波を与え，刺激量を漸増させながら最小感知電流と痛み対応電流（痛みと同等になった際の電流）を測定し，これらの数値から痛み度や痛み指数を算出する[2]．この方法は患者に苦痛を与えることなく痛みの強さを定量化できる点で画期的といえるが，この電流刺激に反応するのは主にAβ線維であり，頚部脊髄症患者に生じるような慢性疼痛を主に伝達している無髄C線維の反応を定量化しているわけではない（表1）．しかし，このような科学的手法で痛みにアプローチしていくことは極めて重要と考えられ，今後の発展が期待される．

2．しびれについて

痛みが外来刺激に対する生体反応であるのに対し，しびれは自発性の感覚系異常反応といえる．したがって，その定量化は痛覚よりもさらに難しい．また，しびれの発生メカニズムや伝導路あるいは脳内での感知中枢などに関してはいまだに不明な点が多い．しかしながら，頚部脊髄症の初発症状として最も頻度が高く，軽視できない症候であることは間違いない．当科で頚部脊髄症に対して手術を施行した355例の後ろ向き調査では，初診時に手のしびれを訴えていたのは252例(71％)と極めて高率であった[3]．これは，1979年の服部らによる69％[4]，1988年の国分らによる68％[5]の報告とかなり近似した数値であり，人々の生活スタイルや仕事内容が著しく変化したこの40年間でほとんど変化していない点で興味深い．しびれの発生には多要素が関係していると推察されるが，脊髄後角および後索・内側毛帯系の異常が関与しているとの説が有力であり[6,7]，特に手指のしびれに関しては後索のうち楔状束の障害が関与していることを電気生理学的に説明している報告もある[8]．その他，ワサビの受容体として知られるTRPA1 (Transient receptor potential ankyrin 1)の過敏化の関与も指摘されている[9]．TRPA1などのTRPチャネルファミリーは後根神経節に豊富に存在しており，脊髄後角への信号量を調整していると考えられ，その閾値の変化は感覚系の症状に大きな影響を与えていると推察される．

筆者の臨床経験では，頚部脊髄症患者におけるしびれ発生部位では触覚や痛覚の鈍麻を伴っていることが多く，これらの感覚障害が脊髄後角における感度の上昇（閾値の低下）をもたらす結果，自発性発火あるいは軽微な刺激に対する過敏反応としてしびれが生じるのではないかと推察している．一方で，しびれは肘部管症候群や手根管症候群などの末梢神経障害でも好発する症状であり，当科初診時に手のしびれを有していた患者のうちの2/3はこれらの末梢神経障害に起因していた．すなわち，しびれは頚部脊髄症の診断において特異性の低い症候であり，やはり他の神経症状を加味しながら診断を進めていく必要がある．

3．体性感覚障害

脳や内臓以外の身体組織で知覚される感覚は体性感覚と呼ばれ，頚髄症ではしばしば障害を

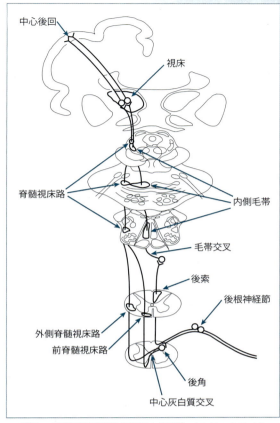

図1 感覚系伝導路（脊髄上行路）（文献7を改変）

受ける．体性感覚は表在感覚と深部感覚に大別され，それぞれを伝達する神経線維の種類や経路が異なる．表在感覚には温覚・痛覚・触覚があり，これらの感覚は後根から脊髄に入り，後角内を1～2髄節上行してから脊髄中心部で交叉し，対側の脊髄視床路を上行する．一方，深部感覚には位置覚，振動覚，2点識別覚，関節運動覚などがあり，後根から入った信号は同側の後索を上行する[7]（図1）．深部覚の障害は視覚によってカバーされていることが多く，上肢ではpiano playing movement（上肢挙上で手指を伸展させると閉眼によって手指が不規則に動く現象），下肢ではRomberg徴候やMann徴候が出現する．頚髄症患者の感覚障害を診察する際，表在感覚や異常感覚に関しては患者自身が訴えるので見落としにくいが，深部感覚の異常は検

者がその疑いを持って診察しなければ見落としやすい．これらの体性感覚は上述した電気刺激装置や定常波発生装置を応用することで定量化することが可能であるが，これらの装置で全身の各皮節の感覚を測定するのは現実的には困難である．そこで，筆者は針刺激や音叉刺激による反応強度を，顔面の感覚を10点とした比率で定量的に表記し，四肢・体幹の6パーツでの最低点を合算する定量的知覚スコア（60点満点）を算出して感覚機能の定量化を試みている[10]．

運動系症候

1. 髄節症状

頚髄症における運動機能の障害は，髄節性徴候として出現する下位運動ニューロン障害と，長索路徴候として出現する上位運動ニューロンに区別して評価する必要がある[11]．下位運動ニューロン障害では，灰白質の脊髄前角に細胞体を有するα運動ニューロンがダメージを受け，その支配領域の弛緩性麻痺を生じるため筋力低下や筋萎縮が出現する．上肢の運動支配髄節は個人差が少ないため，徒手筋力検査にて弛緩性の筋力低下の分布を確認すれば高位診断は比較的容易である．特に脊髄中心部が圧迫や血流障害でダメージを受けた場合には，左右の灰白質に障害が及ぶため髄節性の運動障害も左右に生じることになる．しかし，灰白質障害が片側に限局した場合には運動障害も一側のみに生じ，神経根症を含めた末梢神経障害との鑑別が難しくなる．筋力低下の出現範囲や知覚障害との整合性，あるいは後述する電気生理学的診断などと組み合わせて診断することが大切である．

2. 索路症状

頚髄症の髄節症状が上肢に限局するのに対し，長索路すなわち上位運動ニューロンの障害ではいわゆる錐体路徴候を呈し，深部腱反射が亢進したりクローヌス（間代）が出現するなど痙

性麻痺の症状を主体とする．索路が障害されるとなぜ痙性が生じるのであろうか？生体は急な外力によって筋が損傷されるのを防ぐため，腱反射のメカニズムによって伸張された筋をすばやく緊張させて元の長さに戻そうとする防御反応を有している．しかし，この反応が強すぎると随意性の運動が円滑に行えなくなるため，上位運動ニューロンはこの反射が過度に生じないように抑制している．ところが，頚髄症によって上位運動ニューロンである長索路に障害が及ぶとこの抑制機構が効かなくなり，いわゆる痙性が強くなって円滑な運動が妨げられることになる．一般に，髄節障害では筋力低下や筋萎縮が顕著になるのに対し，特に発症初期の索路障害では筋力低下は目立たない．しかし，病期の進んだ頚髄症患者ではMyelopathy handといわれる尺側優位の手の内在筋萎縮が顕著な例もあり，筋萎縮の有無だけで髄節障害と索路障害を鑑別することは困難である．また，上位も下位も運動ニューロン全般が障害される運動ニューロン疾患（MND）や多発性硬化症などの脱髄性疾患との鑑別では，筋力や筋萎縮の評価だけでは不十分であり，他の神経徴候も丹念に調べる必要がある．その中で，深部腱反射は打腱器1本で全身の神経回路と筋応答を検査できるため，コストパフォーマンスの高い検査法といえる．特に四肢の深部腱反射亢進は客観性の高い索路障害所見であり，それぞれの筋の反射中枢を理解することで障害高位の診断においても有用な情報となる．Inverted supinator reflex[12]やBiceps tendon reflex invertedなどの一見奇妙な反応が出現することもあるが，これらは頚髄症患者に特有の所見である．また，障害高位の直上に中枢を有する腱反射が亢進傾向になることもあるなど[11]，脊髄反射という脳を介さない生体の反応には興味深い点がまだ多く残されている[13]．

3. 運動機能の定量化

1）筋力評価

最近では超音波を用いて骨格筋の筋力を定量評価する方法が登場している[14]．しかし，高価な装置や手間が必要なため，現状ではDanielsの徒手筋力テスト（MMT）による評価が実際的である．MMTは患者が意図的にコントロールできる点で客観性に乏しく，評価が大まかなranking criteriaに基づくため軽度の筋力低下やその変化を見落としてしまう危険がある．工夫として，両側同時に各筋が働くend point付近で収縮力を評価すると，わずかな筋力低下を検出しやすい．

2）上肢の運動機能

手指屈伸10秒テスト（Grip & Release Test: GRT）が最も普及している定量的な評価法であろう．このテストは，上肢前方挙上位で全手指を完全掌屈から完全伸展する動作を，10秒間で何回できるか測定する[15]．正確な評価のためには，手指の可動域一杯（end point）までの伸展と掌屈を行わせることが重要である．頚髄症における上肢のperformance testとして広く利用されており，20回以下が上肢運動機能低下の指標とされている[16]．その他，簡易上肢機能検査（STEF）やPurdue Pegboard Testなどは手指の巧緻運動を定量的に評価できる．元々は脳卒中患者用に開発された機能検査であるが，頚髄症患者にも応用されている．

3）下肢の運動機能

下肢の運動機能のうち，最も患者の日常生活に影響するのは歩行能力であろう．これを簡便な方法で定量化したのが，Simple walking testである．片道15mの距離を1往復歩行するのに要した時間と歩数を計測するもので，重症度が高まるほど数値が増加する[17]．治療前後で比較することでその改善度も定量的に評価できる．欠点として歩行不能例や転倒の危険がある症例では利用できない．そこで筆者は，座位で計測

表2 頚髄症の主な評価ツール

分類	方法	評価ツール
神経学的評価	直接診察	筋力評価（MMT） 知覚評価（定量的知覚スコア） Finger escape sign 深部腱反射
医療者による機能評価	項目別ランキング評価	Nurick score JOA score Cooper Myelopathy Scale European Myelopathy Score（EMS）
パフォーマンス評価	一定時間内の動作テスト	手指屈伸10秒テスト（GRT） ペグボード検査 Simple walking test（SWT） 3点ステップテスト（TST） Foot tapping test（FTT）
患者立脚型評価	患者記入方式	Short Form 36（SF-36） Neck disability index（NDI） Myelopathy disability index（MDI） JOACMEQ
電気生理学的評価	電気信号評価	SSEP MEP EMG （重心動揺検査）
生化学的評価	生化学物質の変動	グルコース代謝 脂肪酸代謝 免疫細胞
画像所見の評価	各種画像診断	X-P, CT MRI, 拡散強調画像（DWI） PET 脊磁計

できる3点ステップテスト（Triangle Step Test：TST）[18)]を考案し，臨床応用している．一辺30cmの正三角形の板の頂点にマークを付け，椅子に腰掛けた被検者に片足のつま先で頂点のマーク上を順々にステップするよう指示する．左右それぞれで10秒間に触れた回数をカウントし，マークを外した回数は総ステップ数から減じてTSTスコアとして定量評価する．健常者の測定値をもとに基準回数を25回として重症度や改善度を評価している[19)]．その他の下肢運動機能検査には，Timed Up & Go Test，Foot Tapping Test（FTT），Ten Second Step Testなどがあり，それぞれ頚髄症の評価として有用であると報告されている．

その他の頚髄症の評価法

頚髄症の重症度や治療効果の判定に際してはさまざまなスコアリングシステムが提唱されている．本邦で開発されたJOAスコアは，簡便かつ合理的なために国内はもとより国外でも広く使用されている．同様の評価法には，米国ではNurick scoreやCooper Myelopathy Scale，欧

州ではEuropean Myelopathy Scoreなどがあり，これらはいずれも医療者による評価法である．一方，近年では医療の主役である患者自身の評価が重要視されるようになり，多数の患者立脚型インストゥルメントが開発された．健康関連のQOLを測定するShort Form-36や，頚椎疾患用のNeck Disability Index（NDI），Myelopathy Disability Index（MDI）などがこれにあたる．本邦でもJOACMEQが作成され，実用化されている[20]．これらの評価法は，頚髄症患者の生活状況を包括的に把握するという点で有用であるが，患者の気分や印象によって変動が大きいと推察され，科学的な評価・解釈にはさらなるデータの蓄積が必要と考えられる．

客観性の高い評価法として，電気生理学的検査は極めて重要と考えられる．上行性および下行性の神経機能をそれぞれ定量化可能で，現在臨床的に用いられているのは筋電図（EMG），神経伝導速度（NCV），体性感覚誘発電位（SEP），運動誘発電位（MEP）などである[21]．この分野はわが国での研究が世界をリードしてきたが，近年はこの分野に傾倒する若手研究者が減っており，新たな展開が必要と考える．そんな中で，脊髄内を移動する電流による磁場の変化をとらえる脊磁計の開発は注目に値し，今後の実用化が待たれる（表2）[22]．

頚髄症の病型分類

上記のような頚髄症に出現する神経症候を詳細に検討すると，脊髄横断面における障害部位を推察することができる．この横位診断に関しては，今からおよそ半世紀前に発表されたCrandallらの分類が有名であるが[23]，自験例の頚髄症患者の約16％は彼らの提唱した5病型に符号せず，分類不能であった．その最たる理由は，知覚障害の出現部位が一定のパターンとならず，多様性を示すためである．そもそも，Crandall分類にあるBrown-Séquard型は動物実

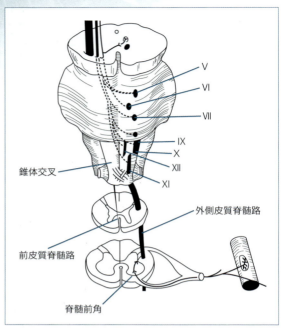

図2　運動系伝導路（脊髄下行路）

験で脊髄を半切した際に出現した症候に基づいており，頚髄症のように慢性的な圧迫で生じる脊髄障害とは合致しない例が多いのは当然といえる．また，感覚系伝導路は脊髄内を3次元的に交叉するなど，さまざまな部位での機械的圧迫や血流障害の影響を受けやすく，症例ごとに多彩な感覚障害パターンが出現しやすい．一方，運動系伝導路は皮質脊髄路を下行した軸索が同側の脊髄前角で下位運動ニューロンに接続するため，比較的シンプルに頚髄の障害高位に応じた運動障害パターンを示す（図2）．また，それを検出する深部腱反射は患者が意図的にコントロールできないことから，客観性や一貫性が高い．以上の理由から，筆者は頚髄症患者の高位診断および横位診断において，感覚障害よりも運動障害の出現部位を重視している．そして，頚髄症の新たな病型分類法として，主に運動障害の出現肢（上肢or下肢×左右差）に基づいて以下の5型を提唱した[24]．

1. Anterior lesion syndrome（前方障害型）

一側上肢の筋萎縮や運動障害を主症状とし，

表3 新病型分類と定量的スコア

	症例数	年齢	GRT	TST	Sensory	JOA score
Anterior	58	55.9	19.8 (5.3)	24.1 (4.2)	51.7 (8.8)	12.6 (2.0)
Central	41	56.8	17.6 (4.4)	22.6 (3.3)	49.2 (7.5)	11.9 (1.9)
Posterior	22	66	23.6 (4.8)	19.8 (5.2)	44.4 (9.5)	10.6 (2.2)
Unilateral	46	58.6	15.2 (4.3)	18.8 (4.3)	42.2 (10.7)	9.4 (2.8)
Transverse	220	67.4	14.6 (4.8)	17.1 (5.1)	36.3 (10.2)	8.1 (2.3)
Total	387例	63.1歳	16.3 (5.6)	19.2 (5.7)	41.9 (12.2)	9.9 (3.0)

(注：各スコアの平均値(標準偏差)を示す．GRT：手指屈伸10秒テスト，TST：3点ステップテスト，Sensory：定量的知覚スコア，JOA score：日整会頚部脊髄症判定基準)

索路症状を伴わない．神経根症との鑑別点は，Spurling testなどの疼痛誘発テストが陰性で知覚障害がほとんどみられないことである．しかし，この型の脊髄症と神経根症の明確な鑑別は困難で，実臨床では両者の合併例が多いと考えている．

2. Central lesion syndrome（中心障害型）

主に脊髄中心部の灰白質と側索および後索内側部の障害により両上肢主体の知覚・運動障害を生じるタイプで，体幹や下肢の神経障害はないかあっても軽症である．

3. Posterior lesion syndrome（後方障害型）

後索障害が顕著な症例で，失調性の歩行障害が主症状となる．上肢の運動障害の自覚はほとんどないが，手指先端や下肢に深部覚障害を認めることが多い．純粋な後索障害のみの場合には腱反射に異常はみられないが，側索（錘体路）の後方部分に障害が及ぶと下肢の腱反射が亢進する．

4. Unilateral lesion syndrome（片側障害型）

半側脊髄の障害により生じる型で，同側上下肢に限局した運動障害を生じる．典型例では解離性の知覚障害を呈してBrown Séquard症候群を生じるが，慢性的な経過が多い頚髄症患者では，両側に同等の痛覚・触覚の低下を生じるなどBrown Séquard型の知覚障害に合致しないことが多い．

5. Transverse lesion syndrome（横断性障害型）

障害が脊髄横断面のほぼ全域に及んだ型で，四肢・体幹に広範な知覚・運動障害を呈する．この型は脊髄症の終末像と捉えられがちだが，初期の段階からこの型の症候を呈する例も散見される．

本病型分類では，運動機能障害の出現肢に基づいてシンプルに5型に分類したが，病態の進行あるいは回復過程においてはその移行型も少なからず存在すると考えている．この病型分類と前述した上下肢のperformance testや定量的知覚スコアの成績とを連携させることで，より客観的で定量的な病態評価が可能になる（表3）．

頚髄症における症候学の展望

20世紀の症候学が観念的で定性的な指標が多かったため，診断の精度向上には個々の医師の経験と感性に依存することが多かった．それゆえ，名医といわれる卓越した医師の周りには，診察手技や考え方を習得しようとする若手医師が群がっていた．しかし，この教育方法は科学的というより職人的な技能伝承システムといえる．今日の医療はガイドライン化が進められ，標準性と合理性が重んじられており，非標準的ともいえる名医よりも標準的で常識的な教育者を中心とした医療教育システムが求められている．それゆえ，近年の頚髄症に対するアプロー

チは客観性と定量性が重視され，神経症候のデジタル化に取り組んでいるといっても過言ではない．たしかに神経症候を隈なく定量化できれば，そこに画像診断や電気生理学の情報を統合させれば，より正確で客観性の高い診断が可能になるはずである．その主役を担うのは，おそらく名医ではなくAI（Artificial Intelligence）になるであろう．しかし，新たな神経症候を発見する洞察力や発想力は人間固有の能力であり，さらには痛み・しびれといった重要な神経症候を提供するのは人間そのものである．そういった観点で，神経症候学の未来にはまだまだ人間の役割が大きいと信じる．

文献

1) 横田敏勝：神経症候学入門　感覚とくに痛覚閾値の定量化．総合臨牀 36：1904-1906, 1987
2) 嶋津秀昭，瀬野晋一郎，加藤幸子，他：電気刺激を利用した痛み定量計測法の開発と実験的痛みによる評価．生体医工学 43：117-123, 2005
3) 三原久範：頸部脊髄症―環・小指にしびれを生じる疾患―．関節外科 35：18-25, 2016
4) 服部 奨，河合伸也：頸椎症の臨床診断―整形外科の立場から―．整形外科MOOK 6：13-39, 1979
5) 国分正一，田中靖久，石川 隆：頸椎症の症候学．脊椎脊髄ジャーナル 1：447-453, 1988
6) 亀山 隆：頸椎症性脊髄症の感覚障害．脊椎脊髄ジャーナル 30：117-125, 2017
7) 園生雅弘：体性感覚系の交叉．神経内科 84：349-354, 2016
8) Imajo Y, Kato Y, Yonemura H et al：Relative vulnerability of various spinal tracts in C3-4 cervical spondylotic myelopathy: multi-modal spinal cord evoked potentials. Spinal Cord 49：1128-1133, 2011
9) 中川貴之：末梢神経障害および末梢血流障害によるしびれとTRAPA1．J Japanese Biochemical Society 88：237-239, 2016
10) 三原久範，近藤総一，加藤慎也，他：頸部脊髄症患者における神経症状の左右差と手術成績．J Spine Research 2：1454-1460, 2011
11) 岡野真道，園生雅弘：脊髄病変の症候学．臨床医 24：44-49, 1998
12) Estanol BV, Marin OSM：Mechanism of the inverted supinator reflex. J Neurol Neurosurg Psychiatry 39：905-908, 1976
13) Ghosh A, Haggard P：The spinal reflex cannot be perceptually separated from voluntary movements. J Physiol 592：141-152, 2014
14) 宮本賢作，田中 聡，田中 愛，他：超音波皮脂厚計を用いた下肢筋厚測定値の妥当性と筋力・筋量との関連について．形態・機能 6：27-32, 2007
15) Ono K, Ebara S, Fuji T et al：Myelopathy hand New clinical signs of cervical cord damage. J Bone Joint Surg 69 B-2：215-219, 1987
16) 立原久義，菊地臣一，紺野慎一，他：健常者に対する10秒テストの疫学調査．臨整外 41：1275-1279, 2006
17) Singh A, Crockard HA：Quantitative assessment of cervical spondylotic myelopathy by a simple walking test. Lancet 354：370-373, 1999
18) Mihara H, Kondo S, Murata A et al：A new performance test for cervical myelopathy –the triangle step test-. Spine 35：32-35, 2010
19) 三原久範，近藤総一，村田 淳，他：脊髄症における下肢運動機能の新たな評価法―3点ステップテスト（triangle step test）―．整形外科 59：1446, 2008
20) Fukui M, Chiba K, Kawakami M et al：Japanese Orthopaedic Association Cervical Myelopathy Evaluation Questionnaire. J Orthop Sci 13：25-31, 2008
21) 黒野裕子，園生雅弘：頸椎症による根症，脊髄症の電気生理学的検索．医学のあゆみ 26：1101-1106, 2008
22) 牛尾修太，川端茂徳，角谷 智，他：脊磁計による胸髄神経活動の評価．日本生体磁気学会誌 28：194-195, 2015
23) Crandall PH, Batzdorf U：Cervical spondylotic myelopathy. J Neurosurg 25：57-66, 1966
24) 三原久範：頸部脊髄症の神経症候学・診断学．Monthly Book Orthopaedics 27：1-10, 2014

* * *

Part1　症候学と診断

特集／頚髄症の Up-to-date

頚髄症における Myelopathy hand を含む手の症候
Myelopathy hand and other symptom and signs of hands in patients with cervical myelopathy

海渡 貴司*
Kaito Takashi

抄録▶"Myelopathy hand"は圧迫性頚髄症において錐体路障害を示唆する特徴的な手の変形として小野らにより報告されたものであり，finger escape sign と10秒テストで評価される．10秒テストは簡便さおよび連続変数としての定量性から頚髄症評価のスタンダードとして広く世界中で用いられる．Myelopathy hand を含む手の症候を理解し正しく評価することで，高位診断から鑑別診断に至る多くの情報を得ることが可能である．

Key Words　頚髄症に特有の手（myelopathy hand），頚髄症（cervical myelopathy），手の症候（symptom and signs in hands），索路徴候（long tract sign），髄節徴候（segmental sign）

*大阪大学大学院医学系研究科 器官制御外科学（整形外科）

はじめに

頚髄症により出現する手の症候のうち運動障害については，圧迫高位脊髄の白質の障害による錐体路・索路徴候（long tract sign）と，灰白質の障害による髄節徴候（segmental sign）に分けると理解しやすい．Myelopathy hand は頚髄症患者に認める特徴的な手の変形として小野らにより報告された[1-3]．頚髄症による索路（錐体路）障害を評価するものであり finger escape sign と10秒テストで構成される．白質（一次ニューロン）の障害では圧迫高位より遠位に痙性麻痺を生じ，屈筋と伸筋の切り替えがうまくできず（10秒テストの回数低下），伸筋の筋力が手の尺側から低下する（小指の外転および屈曲の出現）ことを定量的に評価している．一方，灰白質の障害（二次ニューロン）では圧迫高位の脊髄節支配筋に筋力低下や筋萎縮を生じ，支配筋の深部腱反射は低下ないし消失（弛緩性麻痺）する．頚髄症における手の症候を正しく理解し診断することは，頚髄症の診断，末梢神経障害や筋萎縮性側索硬化症（ALS）に代表される他疾患との鑑別に必須といえる．

錐体路（索路）徴候

1. Myelopathy hand（頚髄症の手）

頚髄症患者における錐体路障害による上肢徴候を探索していた小野らは頚髄症患者に特徴的な手の変形および運動障害を見いだし[1-3]，その症候を"Myelopathy hand"という名称で報告した[3]．Myelopathy hand の特徴は，「開きづらい手」と「尺側の指がいうことをきかない手」であり，前者は Finger escape sign，後者は10秒テスト（grip and release test）により評価される．後の報告では，「手袋状あるいは長手袋状の知覚障害を示す手」，「手指のジンジンする痛み（dysesthesia）」と「不器用さを訴える手」をその定義として加えている[2]．これらのうち特に10秒テストは特殊な診察器具を必要とせず再現性[4]も高いことから国際的にも広く用いられている．

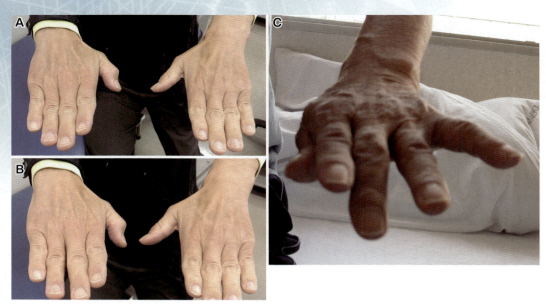

図1　Finger escape sign Grade 4
（A）患者に両手指を伸展して保持するように指示をする．（B）Grade 2；環小指の外転を認める．（C）Grace 4では中指の伸展および内転保持ができない．本症例では開始時から中指および環指は内転ができなかった．

表1　Finger escape signのGrade分類

Grade	0	小指の内転保持可能
	1	小指の内転保持不可
	2	小指の内転不可または小・環指の内転保持不可
	3	小指および環指の伸展および内転不可
	4	中指・環指・小指の伸展および内転不可

1）Finger escape sign（FES）

病態：このような尺側優位の麻痺の原因として，錐体路（および大脳皮質運動野における身体各部支配）の尺側3指と母・示指支配ニューロン数の差が原因であると小野らは推察している．

検査方法：被検者に，両手を回内位で前方に突き出させ，全指を揃えて30秒伸展するように命じる．頚髄症患者では重症度に比例し，小指の内転保持困難に始まり，中指へと内転や伸展保持困難が拡大する．正常の手であるGrade 0から小指，環指，中指の伸展や内転ができないGrade 4に分類される（図1，表1）．

意義：FESの重症度は日本整形外科学会頚髄症治療成績判定基準（以下，JOA score）の上肢機能・下肢機能・総合機能および術後改善度によく相関するとされる．

鑑別疾患：Grade 1, 2のFESと同様の症候は，片麻痺患者における"The digiti quinti sign"として報告されていたがFESでは重症度による変化を順序変数としてGrade 4まで分類している．また，Grade 1のFESは頚椎症性神経根症においても時に認められるが，神経根症では下垂手症例を除き10秒テストが正常であることにより鑑別される．尺骨神経麻痺とは，頚髄症患者ではMP関節の自動屈曲がGrade 3, 4でも可能であること，Grade 1, 2においては小指の対立およ

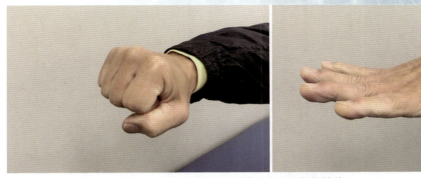

図2　10秒テストの評価肢位

上肢を前方に挙上させ10秒間に手の握り開きを最大努力で行わせる．途中屈曲や伸展が不完全にならないように指示する．尺側の伸展の遅れや手指伸展時の手関節屈曲(trick motion)の有無も評価する．

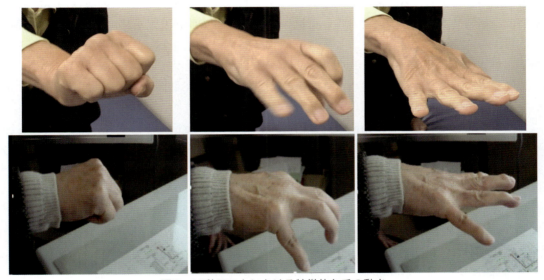

図3　10秒テストにおける特徴的な手の動き

左から手指伸展動作を示す(左：屈曲時，中央：伸展途上，右：最大伸展時)．
上段の症例は10秒テスト20回であるが，伸展に時間を要し，中央の伸展途上で小指の伸展の遅れを認める．下段の症例は10秒テスト8回で，手尺側の伸展の遅れが顕著となり(中央)小指は完全伸展ができていない(右)．

び外転が保たれることから鑑別が可能である．

2) 10秒テスト(grip and release test)

病態：この「開きづらい手」の病態として，屈筋トーヌスの亢進，拮抗筋間の切り替え運動が素早くできないことなどが考えられている．

評価方法：テストの再現性の担保のためには同一の姿位での検査を行うことが重要である．検査は，被検者に両手を前に突き出し，手掌を下に「グー」「パー」をできるだけ早くかつ不完全な伸展および屈曲にならないよう10秒間，遂行させ回数を数えることによって行う(図2, 3)．テストを行う際には，尺側の指の伸展が頭側に対し遅れる(尺側遅れ)や手指伸展時に手関節を屈曲し手指屈曲時に手関節を背屈する運動(腱固定効果によるtrick motion)が頚髄症患者がないかも合わせて評価する．Hosonoらは，動画撮影による詳細な検討により尺側遅れは頚髄症の重症度と相関するが，trick motionは頚髄症患者

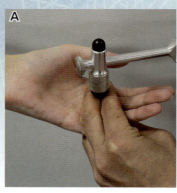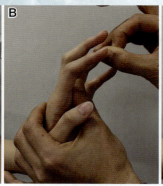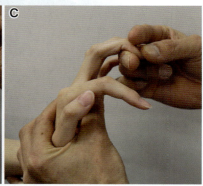

図4 手指屈筋腱反射評価法
（A）Wartenberg反射，（B）Trömner反射，（C）Hoffmann反射

で頻度が高いが健常者にも認められ，頚髄症の重症度とは相関せず病態は不明であると報告している[5]．

意義：すばやい手指の握り開きの困難さは脳・脊髄障害に広く認められる手の痙性麻痺の特徴である．10秒テストは術直後のベッドサイドにおいても評価可能であり，術直後から痙性麻痺の改善（手術治療の効果）を連続変数として定量的に評価できる．JOA scoreともよく相関すること，再テストの信頼性が高いことが報告されている．

閾値：健常者における平均値26.0±6.7回で，頚髄症患者と健常者の閾値は21～22回である[6]．高齢の場合には20回以下，壮年以下では25回以下で回数が低下していると判断している．

2. 手指屈筋腱反射

手指屈筋腱反射であるWartenberg反射，Trömner反射，Hoffmann反射は歴史的に病的反射として扱われた時期があったが，現在は深部腱反射の1つに分類されている．反射中枢はC8（C6～T1）で，健常者でも頻度は低いが認められる．前記の3つの評価法は，Wartenberg反射＜Trömner反射＜Hoffmann反射の順で閾値が高く，閾値の高いHoffmann反射が陽性である場合は，錐体路障害を伴う可能性が高いといえる．いずれの検査においても手指が屈曲すれば陽性である[7]．C7髄節障害の場合，手指屈筋腱反射が上肢の唯一亢進を認める反射となりその意義は大きい．また，手指屈筋腱反射が陰性で下肢深部腱反射が亢進している場合に胸髄レベルのみならずC8髄節障害を念頭に置く必要がある（図4）．

Wartenberg反射：被検者の第2～5指を屈曲させ，検者の第2,3指を掌側に添え，検者の指をハンマーで叩打する．

Trömner反射：被検者の中指を背屈させ，検者の示指あるいは中指で掌側よりはじく．

Hoffmann反射：被検者の中指を背屈させ，検者の母指と示指ないしは中指で，被検者の中指末節をはじく．

3. 感覚障害

頚髄症による感覚障害は，白質での索路障害（脊髄視床路および後索）と灰白質での髄節障害の両者により生じ，感覚障害領域は典型的な単純な髄節障害では説明できない（デルマトームに従わない）手袋靴下型を呈する．この手袋靴下型の感覚障害の病態については，後索の体性局在性配列に由来するとした報告が興味深い[8]．感覚障害領域は頚髄症の障害高位の診断や末梢神経障害との鑑別に非常に有用であり，Seichiらは感覚障害領域からみた高位診断は，感度，特異度，精度が74％，91％，87％と神経学的指標の中で最も高いと報告している[9,10]（表2）．ま

表2　頚髄症における障害高位別の屈筋腱反射，手筋力低下，感覚障害

障害高位（髄節）	C3/4（C5）	C4/5（C6）	C5/6（C7）	C6/7（C8）
手指屈筋腱反射	亢進	亢進	亢進	消失
手筋力低下	なし/軽度	なし/軽度	総指伸筋	短母指外転筋 小指外転筋
感覚障害	手掌全体 （上肢近位に及ぶ）	手掌全体 （前腕に及ぶ）	手尺側有意 （前腕尺側に及ぶ）	小指 （前腕尺側に及ぶ）

た，末梢神経障害（手根管症候群，肘部管症候群）との鑑別においては環指の橈尺側における感覚障害の差異（sensory split）の有無が非常に有用である．脊髄レベルの障害において環指の橈尺側で感覚障害に差を認めることはないためsensory splitがあれば末梢神経障害の存在を第一に考える（表2）．

髄節徴候

1．筋力低下・筋萎縮

錐体路障害による痙性麻痺では一般に筋力低下をきたさないかきたしても軽度である．手に髄節徴候により筋萎縮をきたすのはC5/6～C6/7高位でのC7-T1髄節障害であり，C7, C8髄節障害では総指伸筋（以下，EDC）の筋力低下により手指が伸展できない下垂手を呈する場合がある．感覚障害がないか軽度である場合，遠位型の頚椎症性筋萎縮症（cervical spondylotic amyotrophy: CSA）とも分類される．下垂手をきたす疾患として，後骨間神経（橈骨神経運動枝）麻痺が鑑別にあげられるが，C8-T1髄節支配であるが橈骨神経支配ではない，短母指外転筋（正中神経支配），母指内転筋（尺骨神経支配），第一背側骨間筋（尺骨神経支配），小指外転筋（尺骨神経支配）の筋力を評価することで鑑別が可能である．手内筋の筋萎縮はclaw hand変形をきたすことがあり，尺骨神経障害との鑑別を要するが，頚髄症におけるclaw hand変形（pseudo claw hand）は正中神経支配が優位である示指および中指のclaw hand変形も伴うこと，C8髄節成分を含むEDC（橈骨神経支配）の筋力低下によりMP関節が軽度屈曲位であることでMP関節が伸展位となる尺骨神経障害のclaw handと鑑別される（表2）．

2．手指屈筋腱反射消失

C8髄節障害では手指屈筋腱反射は出現しない頻度が高い．下肢深部腱反射亢進を認める場合はC8髄節（C6/7）以下から胸髄レベルでの脊髄障害を疑う必要がある（表2）．

3．しびれの初発部位

脊髄症が進行した時期における，感覚障害領域はデルマトームに従わないが，しびれの初発部位は圧迫高位の髄節徴候であることがある．初発のしびれを橈側の指で認めればC5/6椎間の障害を疑う．母指を含まない尺側4指のしびれが初発症状の場合はC5/6（C7髄節）での脊髄障害である頻度が高い．また，小指に始まればC6/7椎間でのC8髄節障害を考えるがその頻度は低い[11]．

鑑別診断

頚部神経根障害[11]（橈骨神経麻痺との鑑別を含む），neuropathy，筋萎縮性側索硬化症（ALS）との鑑別は他項を参照されたい．頚部の脊髄障害で深部腱反射の亢進を明らかに伴う場合に，myelopathyを疑うことは容易であるが，合併する腰部神経障害や糖尿病に代表される末梢神経障害により下肢深部腱反射が低下している症例ではその他の理学所見や誘発テストなどによる診断が求められる[12]．

1. 手根管症候群

手根管症候群の検査は，局所刺激による症状の変化としてPhalenテスト（手関節の屈曲によるしびれの増強あるいは誘発）陽性，手根部の叩打により手指への放散痛（Tinel様徴候）陽性に代表される．Myelopathyとの鑑別では，先に述べた環指でのsensory splitがあること，母指球，手関節より近位の感覚障害がないこと，母指球の筋萎縮やそれに伴う対立障害（perfect O sign）は陽性であるが小指球の萎縮はないといった所見が鑑別のポイントとなる．

2. 肘部管症候群

尺骨神経はC8, T1神経線維で構成されるため，頚部でのこれら高位の障害が鑑別となる．誘発テストとしては，肘屈曲によるしびれの増強あるいは悪化（肘屈曲テスト）が挙げられる．Myelopathyとの鑑別として，尺骨神経麻痺では尺骨神経支配の背側骨間筋および尺側虫様筋障害により環指および小指のPIP関節・DIP関節の屈曲（伸展障害）およびMP関節の過伸展変形を生じる（claw hand）．頚部での脊髄障害でも類似したclaw handを呈する場合があるが，その場合claw hand変形は全指に及ぶこと，およびC8髄節支配を伴うEDCの低下によりMP関節の屈曲変形を伴うことが多い点で末梢神経障害と異なる．

まとめ

Myelopathy handを中心とし頚部脊髄障害で認められる手の症候について，索路徴候と髄節徴候に分け概説した．画像診断が革新的な進歩を遂げた現代においても，手という限られた領域から診断に至る多くの情報を的確な問診・診察から得られることを改めて認識する必要がある．

文 献

1) Ono K, Ebara S, Fuji T et al : Myelopathy hand new clinical signs of cervical cord damage. J Bone Joint Surg Br 69-B : 215–219, 1987
2) 小野啓郎，冨士武史，岡田孝三，他：Myelopathy handと頚髄症の可逆性．別冊整形外科 No.2（頚椎外科の進歩）小野村俊信編，10–17, 1982
3) 小野啓郎：圧迫性脊髄症の臨床と病理．日整会誌 60 : 103–118, 1986
4) 海渡貴司，細野 昇，坂浦博伸，他：頚髄症患者における10秒テスト 再テスト信頼性．臨床整形外科 42 : 335–338, 2007
5) Hosono N, Makino T, Sakaura H et al : Myelopathy Hand New evidence of classical sign. Spine 35 : E273–277, 2010
6) 和田英路，米延策雄：Myelopathy hand. 脊椎脊髄 18 : 573–577, 2005
7) 本田英比古：手指屈筋腱反射．Clinical Neuroscience 22 : 946–947, 2004
8) 亀山 隆：圧迫性頚髄症における手指のしびれ（自覚的異常感覚）の責任病巣はどこか？－日常の臨床的観察からの考察．脊椎脊髄 25 : 971–980, 2012
9) Seichi A, Takeshita K, Kawaguchi H et al : Neurologic level diagnosis of cervical stenotic myelopathy. Spine 31 : 1338–1343, 2006
10) 星地亜都司：頚部脊髄症の神経学的高位診断チャートのEBMは？ 脊椎脊髄 9 : 1002–1005, 2006
11) 田中靖久：頚部神経根症と頚部脊髄症の診断：特徴的症候と高位診断．MB Orthop 16 : 13–20, 2003
12) 海渡貴司，米延策雄：中下位頚髄の手の症候．脊椎脊髄 24 : 683–686, 2011

* * *

Part 1 症候学と診断

特集／頚髄症の Up-to-date

頚髄症と紛らわしい脳血管障害
Cerebrovascular diseases mimicking cervical myelopathy

安井 敬三*　　長谷川 康博**
Yasui Keizo　　Hasegawa Yasuhiro

抄録▶頚髄症と脳血管障害はともに中高年に好発するありふれた疾患であり合併例も珍しくない．脳血管障害の特徴は急性に発症して半身に広がる麻痺としびれ感であり，亜急性〜慢性に経過する頚髄症との鑑別は容易であるが，延髄梗塞，Cheiro-oral-pedal症候群，Precentral knob領域梗塞などは限局性の神経症候の分布を示すため，髄節性障害と間違えられうる．脊椎・脊髄画像で障害高位が存在しても，神経症状と障害髄節の神経徴候とが合致しない場合は頭蓋内疾患を鑑別する．

Key Words　頚髄症（cervical myelopathy），脳血管障害（cerebrovascular disease），Cheiro-oral-pedal症候群（Cheiro-oral-pedal syndrome），Precentral knob 梗塞（Precentral knob infarction），延髄梗塞（medullary infarction）

*名古屋第二赤十字病院 神経内科
**中部大学 作業療法学科

はじめに

脳血管障害は片麻痺や半身のしびれ感が突然に起きる急性疾患で，しばしば構音障害や失語症などの脳の神経症候を伴う．頚髄症は障害高位に従った感覚障害と麻痺が急性〜慢性に発症する疾患を含み，対麻痺や四肢麻痺などを呈する．Brown-Séquard症候群では，左右で障害される感覚の種類が異なる（解離性感覚障害）．頚髄症と硬膜外血腫は疼痛を伴うことがあり，両者の鑑別は通常は容易である．しかし，頚髄症も脳血管障害も中高年に発症するありふれた疾患であり，合併例も珍しくなく，時に急性発症して診断が困難なことがある．
本項では両者の鑑別点を述べた後，自験例を用いてポイントを解説する．

頚椎症と脳血管障害との鑑別点

1．発症年齢

頚椎の加齢変性は20代に始まるのが一般的であり，腰椎の変性に比べておおよそ10年遅い．頚椎症性脊髄症646例の検討では40〜60代が74％を占めていたが対人口比でみると70代が最も多かった[1]．一方，脳卒中も70代にピークが認められ，両者は好発年齢が近似している．

2．自覚症状

頚椎症性神経根症の初発症状は，頚部痛単独73％，頚部痛に上肢痛あるいは手指のしびれ感の併発が19％であり，頚部痛発症後に上肢痛あるいは手指のしびれ感が出現するまでの期間は0〜150日（平均18日）である．頚椎症性脊髄症の初発症状は，手指しびれ感が最多で68％にみられ，ついで下肢しびれ感，歩行障害であり，頚部痛はみられない[2]．手指しびれ感は神経根症では片側，脊髄症では両側にみられるのが一

般的で，頚椎伸展位で症状の増悪を訴えることが多い．

一方，脳血管障害は発症が突然で日時をほぼ特定でき，これが最大の鑑別点になる．神経症候は多彩で巣症候では片麻痺が最多で半数以上にみられ，ついで構音障害が続く．頭痛は出血性脳卒中では最も多い症状である．虚血性脳卒中では頚部痛を含めても6%（自験例）にすぎない．感覚障害は10%弱に認めるのみである．

3．神経学的所見

頚椎症の詳細な神経学的所見については成書を参考にされたい．要点は，障害高位によって特徴的な神経学的所見がみられること，脊髄症では髄節徴候の後で長経路徴候が出現する時間経過がみられることである．脳血管障害は通常では片麻痺，片側の感覚障害のパターンをとり，上下肢同時に症候が出現する．顔面の感覚障害は脳神経障害に属するが，三叉神経脊髄路および核は頚髄レベルまで下降しているため，頚椎疾患で顔面に玉ねぎ状分布の感覚障害を起こしうることに注意する[3]．

脳血管障害と紛らわしい脊髄症

頚椎症や頚椎後縦靱帯骨化症は痛みやしびれ感で発症し，外傷がなければ亜急性〜慢性経過をとるが，稀に急性片麻痺で発症し，痛みや感覚障害がないか，あっても軽度であると脳血管障害が疑われる[4-6]．脳血管障害を疑った場合には，四肢麻痺への進展を脳幹梗塞と解釈してしまうこともある[6]．また，片麻痺と考えたが術後に健側の握力も改善したため，発症時は左右差のある不全四肢麻痺であったと考えられる頚椎症症例もある[4]．主訴が片麻痺であってもBrown-Séquard症候群の一部かどうかを確かめ，発症時の頚部痛や肩痛などを聞き落とさないことが重要である．純粋な運動麻痺例は極めて稀とされる[4]．

急性硬膜外血腫による圧迫性脊髄症は急性発症することが多い．中下位頚髄レベルに好発し，血腫が脊髄背側片側に位置して臨床的に片麻痺または四肢麻痺を呈する症例が半数を占める[7]．疼痛は全例で頚部などに伴うが，ごく軽微な症例もある．脳梗塞と誤診して血栓溶解療法を行うと血腫が増大する危険性があり注意を要する．

血管奇形で椎骨動脈の走行異常が起こり，血管による圧迫で脊髄症を起こす例や，頚椎症によって椎骨動脈の還流障害を起こすbow-hunter症候群など，脳血管と脊椎頚髄疾患は相互に関連する．高度の頚椎症で慢性の循環障害があり，椎骨動脈閉塞時に脳梗塞と脊髄梗塞を同時発症することもある．

頚椎症と紛らわしい脳血管障害の自験例

1．後頚部の鈍痛に続いて片側上下肢にしびれ感と筋力低下がみられた症例

症　例：35歳男性

主　訴：後頚部の鈍痛，しびれ感とふらつき

既往症：小児喘息，腰椎ヘルニア

現病歴：某月24日から右後頚部の鈍痛が出現した．翌月2日11時に左手指，左足趾のピリピリしたしびれ感を自覚したため近医整形外科を受診した．頚椎X線像が正常であり，肩こりと診断された．まもなく下肢しびれ感が側腹部まで上行した．夕食の準備前から左上下肢に力が入らずフライパンが持てなくなり，歩行が不安定で転倒するため救急外来を受診した．

入院時現症：意識・脳神経・小脳系は正常であった．運動系では左上下肢の遠位優位の片麻痺で，徒手筋力テストは左で上肢近位2，遠位1，下肢近位3，遠位1〜2であった．感覚系では左手指の異常感覚，左T10以下の錯感覚（図1-a）がみられた．腱反射は左膝蓋腱反射のみが中等度亢進していたが，他は正常であった．Babinski徴候は左で陽性であった．

画像所見：頭部MRI拡散強調画像で右延髄

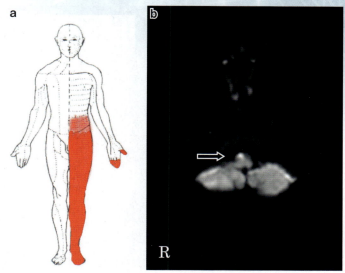

図1 延髄内側梗塞（文献16から図を引用）
a：左手指の異常感覚と左T10以下に錯感覚（赤色部分）を認める．
b：頭部MRI拡散強調画像．右延髄錐体を含む内側底部寄りに限局する脳梗塞所見（矢印）を認める．

錐体を含む内側底部寄りに脳梗塞を認めた（図1-b）．脳血管造影にて不規則に狭窄したstring signを認め，右椎骨動脈解離と診断した．

［延髄梗塞］

延髄梗塞は延髄内側症候群（Dejerine症候群）と延髄外側症候群（Wallenberg症候群）とに分けられる．椎骨脳底動脈系は血管解離による脳血管障害が起きやすく，その際には後頚部や後頭部に痛みを伴うことがある．こうした痛みと手足のしびれ感，麻痺をみたときは頚椎疾患との鑑別が必要である．

Dejerine症候群は，椎骨動脈，前脊髄動脈の閉塞または出血によって起きる．病巣側の舌下神経麻痺と対側の顔面を除く片麻痺，深部感覚障害が原型で，さまざまな亜型がみられる．吉井ら[8]，澤田ら[9]のまとめによると，神経症候は片麻痺が41/62例，深部感覚障害が40/58例でみられ，純粋運動性片麻痺（pure motor hemiplegia）や純粋感覚性卒中（pure sensory stroke）を呈しうる．舌下神経麻痺は24/59例でやや頻度が低く，一方，構音障害は24/30例，嚥下障害は17/28例と多くみられた．

Wallenberg症候群は，椎骨動脈，後下小脳動脈，脳底動脈下部の分枝などの閉塞または血管解離による脳梗塞である．血管解離の場合にはしばしば後頚部痛が先行する．めまい，嘔吐で突発し，眼振，嚥下困難，病巣側の小脳性運動失調，Horner症候群，対側の解離性感覚障害を呈する．神経症候は自験39例のまとめでは頻度の多い順に感覚障害82％，小脳性運動失調69％，Horner症候群66％であった[10]．

［脊髄症との鑑別ポイント］

後頚部痛と感覚障害がみられる場合には，頚椎疾患との鑑別が必要である．脳幹の症候を見逃さないよう，丹念に神経学的所見をとることが重要であるが，頚椎症性神経根症は単一神経根障害で下肢に感覚障害が及ぶことがないので，通常は簡単に鑑別できる．頚椎硬膜外血腫によるBrown-Séquard症候群の場合は，健側下肢の温痛覚障害が重要な鑑別ポイントとなる．

頚部のカイロプラクティック療法後に椎骨動脈解離を起こす症例の報告は多く，頚椎疾患で治療中の症例に延髄梗塞が起きた場合は，神経学的所見の解釈が難しいこともある．

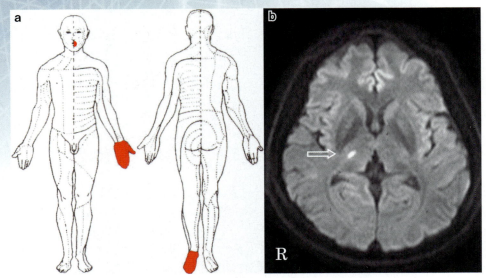

図2 Cheiro-oral-pedal症候群（文献16から図を引用）
a：左口唇，左手掌，左足底に異常感覚（赤色部分）を認める．
b：頭部MRI拡散強調画像．右視床にラクナ梗塞所見（矢印）を認める．

2. 一側の手指・足趾に加えて口唇の一部に急性発症するしびれ感を認める症例

症　例：59歳男性
主　訴：左手掌，左足底，左口唇のしびれ感
既往歴：高血圧
現病歴：起床時に左足底全体に自発的なビリビリしたしびれ感があり，触るとジンジンした痛みを自覚した．昼から左手掌，夕方から左口唇にも同様のしびれ感が出現したため救急外来を受診した．
初診時現症：意識・脳神経・運動系・小脳系は正常であった．腱反射は左アキレス腱で低下する以外正常であった．左口唇，左手掌，左足底にビリビリした痛覚過敏を認めた（図2-a）．振動覚は左右差がなく．手掌描画覚，立体覚，手指巧緻運動は正常であったが，重量覚は左手にて低下していた．Jacksonテスト，Spurlingテストは陰性であった．
画像所見：頭部MRI拡散強調画像にて右視床にラクナ梗塞を認めた（図2-b）．

[Cheiro-oral-pedal症候群]
1914年にSittig[11]は一側の手と同側の口周囲という特異な分布の感覚障害を報告した．その後，同側の足も含む症例が報告され，cheiro-oral-pedal症候群と呼ばれる．責任病巣は頻度の多い順に脳幹33％，視床21％，大脳皮質感覚野16％，放線冠1％，多発病巣1％，不明28％である[12]．原因疾患は脳血管障害が多いが，脳腫瘍，脳動脈奇形などの報告もある．脳幹病変の場合には感覚低下に運動失調や眼球運動障害を伴いやすく，視床病変では感覚低下のほかに痛覚過敏がみられたり，下肢に症状が及んだりすることも多い．

感覚障害の分布は最も軽微な症例では，手では母指または示指の末端掌面，口部では上または下口唇赤色部に限局する．拡大すると，手の範囲を越えて前腕に広がるとともに，口部では上頬部，眼窩周囲へと進展する．また，上肢では橈骨側に限局した仮性根神経型をとることもある．

微小電極を用いたサルの体性感覚地図やヒトの定位脳手術の成績をもとにすると，橋より中枢の体性感覚系は常に手と口が隣接した体性局在をとるため手と口はともに感覚障害が生じや

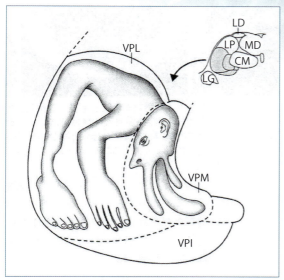

図3 視床の体性感覚地図（文献7から図を引用）

視床では口唇，手指，足趾が近接しており，ラクナ梗塞でこれらが特異的に障害される．

VPL：後外側腹側核，VPM：後内側腹側核，VPI：下後腹側核，LD：背外側核，LP：後外側核，MD：背内側核，CM：正中中心核，LG：外側膝状体．

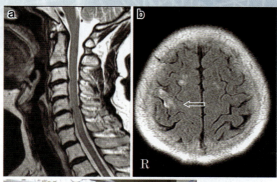
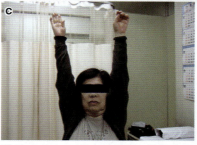

図4 Precentral knob領域の脳梗塞で下垂手を認める症例（文献16から図を引用）
a：脊髄MRI T2強調矢状断像．C5-6レベルの軽い頚椎症性変化を認める．
b：頭部MRI FLAIR画像．右中心前回のprecentral knob領域に梗塞巣所見（矢印）を認める．
c：発症1年．上肢挙上はよいが，左手指はまだ伸展できず補助手のままである．

すいことが示唆される（図3）[13]．しかし，その他の部位はまぬがれて手と口に限局する症例が多い理由は説明できず，この領域が他の皮膚領域に比べて末梢神経の感覚受容器が数多く集中し，感覚閾値が低いことを考慮する必要がある．

［脊髄症との鑑別ポイント］

橈側手指優位のしびれ感があり，腱反射亢進がない場合には頚椎症性神経根症，手根管症候群，多発神経炎などと誤診する危険性があるため，急性発症であれば口周囲のしびれ感の有無について尋ねるべきである．頚椎症性神経根症の場合には，母指を中心とするしびれ感があればC6神経根症を疑い，上腕二頭筋の筋力低下と腱反射低下を確認する．手掌全体のしびれ感はC4-5頚椎症性脊髄症でみられることが多く，このときは上腕二頭筋の筋力低下と腱反射低下，下肢腱反射亢進がみられる．

3. 下垂手で発症して髄節症候や感覚障害がない症例

症　例：80歳女性
主　訴：左手首から先が動かない
既往歴：高血圧，骨粗鬆症
現病歴：某月上旬から左指先にしびれ感が間欠的に起こり，近医整形外科を受診した．握力は，右21 kg，左11 kgであった．手関節と第4・5指の筋力低下，左上肢の触覚低下を認め，C5/6頚椎症と診断されて治療を受けていた（図4-a）．同月20日に左手の脱力としびれ感が急速に進行して動かなくなったため頭蓋内疾患を疑われて紹介された．

初診時現症：意識・脳神経・感覚系・小脳系は正常であった．腱反射は四肢で正常，Babinski徴候は陰性であった．徒手筋力テスト

(右/左)は，三角筋5/5，上腕二頭筋5/4，上腕三頭筋5/5，手関節背屈5/3，手関節掌屈5/3，手指伸展5/1，手指屈曲5/1で，下肢は両側正常であった．

画像所見：頭部MRI FLAIR画像にて右中心前回に限局性の脳梗塞を認めた（図4-b）．

経過：発症1年後，指の分離運動ができていたが，補助手（図4-c）のままであった．

[Precentral knob領域の脳梗塞]

1997年にYousryら[14]は，機能的MRIを用いた局在診断法により，中心前回外側で中心溝に接する部位がmotor hand areaであることを示し，その形状からprecentral knobと呼んだ．この領域の障害は，脳梗塞が多いが，脳出血やくも膜下出血，脳腫瘍も報告されている．柿沼ら[15]は脳梗塞例をまとめて次の6つの特徴を挙げている．①発症様式は突発完成で，進行しない症例が多い，②手の麻痺は全指に一様か，橈側，あるいは尺側に優位である，③MRI病変はprecentral knobの外側または内側に局在することが多く，外側病変は橈側優位，内側病変は尺側優位の麻痺に対応する傾向がある，④手の麻痺に随伴して手首，肘，肩，および顔面に軽度の麻痺を認めることがあり，35〜67％の患者に罹患手の感覚障害を認める，⑤心血管系病変としては罹患側の内頚動脈狭窄を35〜67％に，心臓または大動脈に塞栓源のあるものを14〜43％に認めるが，中大脳動脈狭窄は少ない，⑥手の麻痺は予後良好，である．

Precentral knob領域の病変による麻痺の広がりについては，上肢全体，前腕以遠，全手指，尺側手指，橈側手指，示指，母指など，さまざまな症例が報告されている．機序は，上記のとおり塞栓症が強調されてきたが，尺側優位の麻痺を呈した内側病変例に進行性経過を示すものがあり，血行力学的機序もありうる．一方，一部の手指に限局し他の神経症候を伴わない運動麻痺を集めた報告では，病巣は76.9％がprecentral knobと最多で，皮質下白質，前頭葉，中心溝，中心前回，半卵円の症例も散見された．症候に広がりを示す上肢単麻痺例の病巣は中心前回が最も多く，中心後回や頭頂葉などが次ぐ．

[脊髄症との鑑別ポイント]

Precentral knob領域の障害では下垂手または手指の障害がみられるため，下位頚椎の障害や橈骨神経麻痺など末梢神経障害との鑑別が必要である．症例3でみられたC5-6レベルの頚椎症性変化は軽微で無症候と考えられるが，もしこの部位の脊髄症であれば上腕三頭筋の筋力低下と腱反射低下，下肢腱反射亢進がみられるはずである．感覚障害はあっても軽度で不明瞭なため，髄節や末梢神経の支配領域には一致しない．

まとめ

脳血管障害は発症が突然で片麻痺となり，頚椎症を代表とする脊椎脊髄疾患は発症がより緩徐で上肢単麻痺，対麻痺，四肢麻痺などを呈する．両者は通常は容易に鑑別できるが，片麻痺を呈する脊椎脊髄疾患，限局性の感覚障害や脱力を示す小梗塞，頚部痛と軽度のしびれ感や脱力を伴う延髄梗塞では紛らわしいことを述べた．梗塞巣が不明瞭の場合や脊椎画像で病変が疑われても神経症状と障害髄節の神経徴候が合致しない場合には，検索を続けて責任病巣を明らかにする必要がある．

文　献

1) Kokubun S, Sato T, Ishii Y et al : Cervical myelopathy in Japan. Clin Orthop 323 : 129–138, 1996
2) 田中靖久，国分正一：頚部神経根症と頚部脊髄症の症候による診断．頚椎症．NEW MOOK整形外科 6．越智隆弘，菊地臣一編，金原出版，東京，1999, pp30–38
3) Kuraishi K1, Mizuno M1, Furukawa K et al : Onion-skin Hemifacial Dysesthesia Successfully Treated with C2-4 Anterior Cervical Decompression and Fusion: A Case Report. NMC Case Rep J 3 : 45–47, 2016

4) 永田　清, 二階堂雄次, 出口　潤, 他：突然片麻痺で発症し, 当初脳梗塞として治療した頚椎症の1例. Neurosurg Emerg 19：99-103, 2014
5) 中川政弥, 大谷直樹, 井中康史, 他：突然の不全片麻痺で急性発症し, 脳梗塞が疑われた頚椎症の1手術例. 防医大誌 40：135-139, 2015
6) 吉本祐介, 佐々田晋, 進藤徳久, 他：発症初期に片麻痺を呈し虚血性脳血管障害として加療された頚椎硬膜外血種の1例. 脳卒中 33：506-510, 2011
7) 髙井敬介, 谷口　真：急性頸椎硬膜外血腫による片麻痺—脳卒中類似疾患と血栓溶解療法. 脊椎脊髄ジャーナル 28：613-621, 2015
8) 吉井文均, 篠原幸人：延髄内側梗塞の臨床症候. 神経内科 44：584-588, 1996
9) 澤田秀幸, 宇高不可思, 亀山正邦：延髄内側症候群. 神経内科 47：359-365, 1997
10) 山田晋一郎, 仁紫了爾, 川畑和也, 他：Wallenberg症候群の臨床特徴—救急外来初期診断の検討—. 臨床神経学 50：739, 2010
11) Sittig O：Klinische beitrage zur lehre von der lokalisation der sensiblen rindenzentren. Prager Med Wochenschr 45：548-550, 1914
12) Chen WH：Cheiro-oral syndrome: a clinical analysis and review of literature. Yousei Med J 50：777-783, 2009
13) 後藤文男, 天野隆弘：顔面知覚路. 診断に必要な機能解剖学. Clin Neurosci 2：136-137, 1984
14) Yousry TA, Schmid UD, Alkadhi H et al：Localization of the motor hand area to a knob on the precentral gyrus. A new landmark. Brain 120：141-157, 1997
15) 柿沼佳渚子, 中島雅士, 稗田宗太郎, 他：偽性尺骨神経麻痺で発症した内頚動脈狭窄にともなう進行性脳梗塞. 臨床神経学 50：666-668, 2010
16) 安井敬三, 長谷川康博：頸椎症と脳血管障害の鑑別診断. BRAIN MEDICAL 25：149-155, 2013

＊　　　＊　　　＊

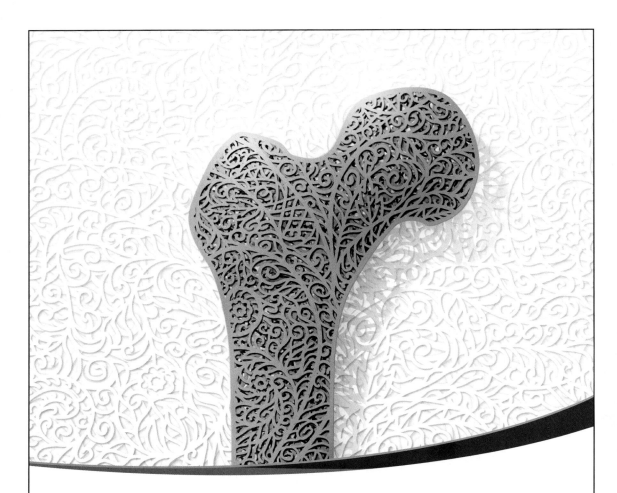

Part 1 症候学と診断

特集／頚髄症の Up-to-date

運動ニューロン疾患─筋萎縮性側索硬化症を中心に
Clinical diagnosis of amyotrophic lateral sclerosis and other motor neuron diseases

河村 保臣* 北國 圭一* 園生 雅弘*
Kawamura Yasuomi　Hokkoku Keiichi　Sonoo Masahiro

抄録▶ 運動ニューロン疾患（motor neuron disease：MND）の代表的な疾患である筋萎縮性側索硬化症（amyotrophic lateral sclerosis：ALS）は，採血などでわかる簡便なバイオマーカーが存在せず，頚椎症などの整形外科的疾患と鑑別し的確に診断するには神経学的診察，筋電図および神経伝導検査が不可欠である．

Key Words　運動ニューロン疾患（motor neuron disease），筋萎縮性側索硬化症（amyotrophic lateral sclerosis），診断基準（diagnostic criteria）

*帝京大学医学部 神経内科学講座

はじめに

　運動ニューロン疾患（motor neuron disease：MND）は，運動ニューロンの変性疾患を意味する用語であり，筋萎縮性側索硬化症（amyotrophic lateral sclerosis：ALS）がその代表である．ALSと脊椎脊髄疾患の鑑別は，整形外科医にとって大きな課題であろう．極端な例ではALSが脊椎脊髄疾患と誤って診断され脊椎手術が行われることもある．ALSにおいて脊椎手術が行われると急速に症状が進行することが知られており注意が必要である[1]．

　ALSの診断については，確立された画像検査はなく[2]，また，さまざまな血液検査および脳脊髄液検査項目が検討されてはいるが，ALSに特異的なバイオマーカーは存在しない[3]．現時点においてもALSの診断は系統的な神経学的診察と針筋電図を中核とする電気生理的検査によってなされている．

　本稿ではMNDの中でも比較的頻度の高いALSの臨床病型，診断基準，電気生理学的検査を中心に解説し，いくつかの稀なMNDに関しても概説する．

ALSの臨床病型

　ALSでは上位ニューロン（UMN）障害および下位運動ニューロン（LMN）障害が脳神経領域（舌，球筋群など），頚髄領域（上肢），胸髄領域（体幹），腰仙髄領域（下肢）の複数の領域にまたがって認められるのが基本である．典型例は一側上肢遠位の筋萎縮で気づかれ，同側近位筋もしくは対側遠位筋の筋萎縮・筋力低下へと波及する．しかし臨床的には多様性があり，UMN障害を欠く進行性脊髄性筋萎縮症（progressive muscular atrophy：PMA）やLMN障害を欠き比較的緩徐な経過を示す原発性側索硬化症（primary lateral sclerosis：PLS）と称される群もある．また障害の分布に関しても病初期から脳神経領域が強く障害される進行性球麻痺型，両上肢に限局するflail arm型，両下肢に限局するflail leg型，呼吸筋麻痺より発症する呼吸筋型もある．その他，認知症や失語症などの種々の高次機能障害を併発する群もある．

ALSの診断基準

　ALSにはいくつかの診断基準があるが，元来，臨床研究のような均質で確実な患者を抽出するためのresearch criteriaとして掲げられたものである．すなわち確実な症例を抽出するために鑑別診断には優れるが（特異度が高い），早期診断には有用でない（感度が低い）と考えられる．よって実際の臨床で用いる場合，注意が必要である．

　ALSの診断基準は，1969年に考案されたLambert基準[4]から始まり，1994年のEl Escorial基準を経て，1998年の改訂El Escorial（EEC）基準[5]，2008年のAwaji基準[6]へ変遷してきた．

　改訂EEC基準は最も広く用いられている診断基準である．体部を脳幹，頸髄，胸髄，腰仙髄の4領域に分け，臨床的にUMN徴候，LMN徴候がそれぞれ何領域に存在するかによって，clinically definite（各3領域），clinically probable（各2領域），clinically probable laboratory-supported（UMN1領域と針筋電図で定義されたLMN障害2領域），clinically possible（各1領域，ないしUMN2領域）の4つの診断カテゴリーに分けられる．そしてclinically probable laboratory-supported以上のカテゴリーが，臨床試験などのエントリー基準として適切なstudy eligibleであると規定されている．しかし，この改訂EEC基準は，特に病初期のALS患者ではなかなか基準を満たさないことが報告され，針筋電図による線維束自発電位（fasciculation potential：FP）が全く基準から外されたことも，問題点とされた．Awaji基準において，FPの有用性が再評価され，FPも線維自発電位・陽性鋭波と等価のLMN障害の所見と認められた．また，カテゴリー判断において，臨床所見と針筋電図所見はお互い相補的に扱うという改訂点より，clinically probable laboratory-supportedのカテゴリーは廃された．Awaji基準を用いることでclinically confirmedとなるALS患者の割合が多くなるという報告がいくつかある[7,8]．しかし，われわれの139例のALS症例検討では，初診にclinically confirmedと診断できる割合は，改訂EEC基準43％，Awaji基準37％となり，Awaji基準のほうがかえって感度が低いということを報告した[9]．これは，改訂EEC基準のclinically probable laboratory-supportedではUMN徴候1領域のみあればよかったのに対し，Awaji基準のclinically probableはUMN徴候2領域必要となったためである．このように各診断基準にはおのおのadvantage，disadvantageがあり実際の診断に用いる際にはその特色をよく理解しておく必要がある．

ALSの電気生理学的検査

　球症状があり上位と下位運動ニューロン障害も揃うような典型例の診断は比較的容易である．しかしALSの病初期や臨床的亜型に加え，封入体筋炎，重症筋無力症，脱髄性ニューロパチー（多巣性運動ニューロパチー，慢性炎症性脱髄多発神経炎），頸椎症性筋萎縮症など鑑別すべきさまざまなALS mimicが存在しており，これらの鑑別に電気生理学的検査は不可欠である．

1．神経伝導検査

　ALSの神経伝導検査では基本的に運動神経伝導検査にのみ異常が認められ感覚神経伝導検査では異常は認められない．運動神経伝導検査では軸索変性に伴う複合筋活動電位の振幅低下，運動単位数の減少によるF波出現頻度の低下が認められる．一方で潜時や伝導速度は基本的には正常であるが，ときに運動単位数の著明な減少により，軽度の神経伝導速度の低下や潜時の延長がみられることもある．しかしALSでは正常値の70％を下回るような著しい神経伝導速度の低下や，伝導ブロック・時間的分散のような脱髄所見は認められない．脱髄性の異常の有無

は治療可能な脱髄性ニューロパチーと鑑別するうえで重要である．

2．神経反復刺激試験

神経反復刺激試験（repetitive nerve stimulation test：RNS）は重症筋無力症（myathenia gravis：MG）をはじめとする神経筋接合部疾患を評価する方法としてよく知られている．MGは3 Hz程度の低頻度刺激による漸減応答がみられるが，ALSにおいても同様の漸減応答がみられることが知られている[10]．われわれはALSと頚椎症の鑑別にRNSが有用であることを報告している．僧帽筋の漸減応答はALSの51％で認められたのに対し，頚椎症性筋萎縮症では認められなかった[11]．両者を簡便に鑑別できる検査として今後，日常臨床に応用されていくことが期待される．

3．針筋電図検査

針筋電図検査はALSにおける下位運動ニューロン障害を証明する中核的な検査となる．

安静時所見として，活動性の脱神経を反映して線維自発電位や陽性鋭波が認められる．また，ALSの特徴ともいえる線維束自発電位（Fasciculation potential：FP）は脳神経領域〜腰仙髄領域をまたがって広範な筋に認められる．注意点として，ALSの初期には線維自発電位が明らかでない場合がしばしばあり，線維自発電位そのものもALSに特異的な所見ではないことである．頚椎症性脊髄症などの他の神経原性疾患でも出現し，さらに筋炎や筋ジストロフィーなどの筋疾患においても線維自発電位は出現しうる．一方，FPは神経原性疾患でしかみられず，また，その中でもALSにかなり特異的な所見である．われわれの検討[9]では，豊富なFPの出現頻度はALSでは68％（94/139），頚椎症0.3％（1/362），腰椎症4％（3/77），球脊髄性筋萎縮症0％（0/9）であった．

随意収縮時所見では亜急性の経過を反映して正常なMUP，多相性MUP，高振幅・長持続時間MUP，ときに低振幅MUPなどさまざまな形態のMUPが混在しうる．通常，極めて緩徐に進行する神経原性変化では脱神経に対して神経再支配の機序による代償が十分に働き典型的な高振幅・長持続時間の巨大MUPとなり，多相性MUPも目立たない．一方，ALSでは進行が速く，脱神経に対して再支配の機序が追いつかず十分な代償が得られない．未熟な再支配の側枝は髄鞘化も不十分で伝導が遅いため，MUPの多相性が著明となる．またこれらの側枝の伝導や神経筋伝達の安全率が低く，MUP形態が毎回変化する不安定MUP（unstable MUP）が認められる．筋によっては慢性に経過し巨大MUPが主体となることもある．また，ALSにおいても急速進行筋ではミオパチーと紛らわしい低振幅MUPを認める場合がある．ALSではMUPの減少を反映し，少数のMUPが不釣り合いに高頻度で発火する所見がみられ，運動単位の動員減少（reduced recruitment）と呼ばれる．封入体筋炎など慢性のミオパチーでも巨大MUPがしばしば観察されるが，このような場合にも動員パターンが正常であることに注目すれば，筋原性と診断できる[12]．針筋電図の重要な被検筋として僧帽筋が挙げられる．僧帽筋は安静が取りやすく，異常安静時活動の出現率が高い．また，頚椎症では僧帽筋に安静時活動がみられることはないので，ALSと頚椎症の鑑別に極めて有用である[13]．

その他の運動ニューロン疾患

1．球脊髄性筋萎縮症（spinal and bulbar muscular atrophy：SBMA）

SBMAは成人男性に発症し，慢性進行性の四肢の筋萎縮と筋力低下および球麻痺を主症状とする遺伝性下位運動ニューロン疾患である．体毛の減少，女性化乳房，睾丸萎縮などのアンドロゲン不応症状がみられ，耐糖能異常，脂質異常症などを合併する．ALSと異なり経過が長い点が特徴である．発症10年程度で嚥下障害が顕

表1 筋萎縮性側索硬化症と頸椎症との比較

	筋萎縮性側索硬化症	頸椎症
頸部前屈	障害される	障害されない
障害の分布	広範囲	髄節性
針筋電図の異常所見	広範囲	髄節性
僧帽筋	障害される	障害されない
線維自発電位や陽性鋭波	みられる	みられる
線維束自発電位	みられる	まれ
運動単位電位	低〜高振幅，多相性，不安定	高振幅主体

著となり，発症15年で車椅子生活となる例が多い．発症から20年ほどの経過で球麻痺に起因する呼吸器感染などで死亡する．SBMAは伴性劣性遺伝で，X染色体に位置するアンドロゲン受容体遺伝子の異常とされる．家族歴やアンドロゲン不応症状，血液検査の血清CKの異常高値などがSBMAを疑うきっかけとなる．SBMAでは慢性の神経再支配に伴い著明なcontraction fasciculationが観察され，筋力テストなどの診察時に触れることができる．神経伝導検査では高率に複合筋活動電位の軽度振幅低下，感覚神経活動電位の高度振幅低下〜消失を認め，針筋電図では慢性の神経原性変化を示す著しく巨大なMUPが観察される．

2. 脊髄性筋萎縮症(spinal muscular atrophy：SMA)

SMAは脊髄の前角細胞の変性によって起こる進行性の筋萎縮と筋力低下を特徴とする，常染色体性劣性遺伝の下位運動ニューロン疾患である．SMAの分類としては，発症年齢と臨床経過に基づき，小児期に発症するⅠ型：重症型(Werdnig-Hoffmann病)，Ⅱ型：中間型(Dubowitz病)，Ⅲ型：軽症型(Kugerberg-Welander病)と，成人期に発症するⅣ型に分類される．小児期発症SMAの原因遺伝子は5番染色体長腕5q13に存在する運動神経細胞生存(survival motor neuron：SMN)遺伝子であり，SMN1遺伝子と名づけられている．SMN1遺伝子の近傍にSMN2遺伝子が存在する．SMAの重症度は，SMN1遺伝子欠損やSMN1遺伝子からSMN2遺伝子へ遺伝子変換することで，SMN蛋白質の発現量に決まると考えられている[14]．ALSの臨床的亜型であるUMN障害を欠くPMAはSMAⅣ型である可能性がある．SMAⅣ型の原因遺伝子は多くは未確定である．

おわりに

現在のALSの診断基準はresearch criteriaであり，実際の臨床ではこれを満たさない症例がしばしば経験される．そのような場合，頸椎症などと紛らわしく脊椎脊髄外科を受診する例も少なくない．ALSの病初期である可能性もあり，その疑いを常に持つことが大切である．鑑別の要点を表1にまとめた．実際のALSの診断では，神経内科医・電気診断医との連携，日常的に十分神経症候を検討して鑑別診断を下す習慣を身につけることが重要である．

文献

1) Sostarko M, Vranjes D, Brinar V et al : Severe progression of ALS/MND after intervertebral discectomy. J Neurol Sci 160 (Suppl 1) : S42–46, 1998
2) Kiernan MC, Vucic S, Cheah BC et al : Amyotrophic lateral sclerosis. Lancet 377 : 942–955, 2011

3) Bowser R, Turner MR, Shefner J : Biomarkers in amyotrophic lateral sclerosis: opportunities and limitations. Nat Rev Neurol 7 : 631–638, 2011
4) Lambert EH : Electromyography in amyotrophic lateral sclerosis. Motor Neuron. Disease Grune and Stratton, Norris FH, Kurland LT eds, New York, 1969, pp135-153
5) Brooks BR, Miller RG, Swash M et al : El Escorial Revisited: revised criteria for the diagnosis of amyotrophic lateral sclerosis. Amyotroph Lateral Scler Other Motor Neuron Disord 1 : 293–299, 2000
6) de Carvalho MA, Dengler R, Eisen A et al : Electrodiagnostic criteria for diagnosis of ALS. Clin Neurophysiol 119 : 497–503, 2008
7) de Carvalho M, Swash M : Awaji diagnostic algorithm increases sensitivity of El Escorial criteria for ALS diagnosis. Amyotroph Lateral Scler 10 : 53–57, 2009
8) Douglass CP, Kandler RH, Shaw PJ et al : An evaluation of neurophysiological criteria used in the diagnosis of motor neuron disease. J Neurol Neurosurg Psychiatry 81 : 646–649, 2010
9) Higashihara M, Sonoo M, Imafuku I et al : Fasciculation potentials in amyotrophic lateral sclerosis and the diagnostic yield of the Awaji algorithm. Muscle Nerve 45 : 175–182, 2012
10) Mulder DW, Lambert EH, Eaton LM : Myasthenic syndrome in patients with amyotrophic lateral sclerosis. Neurology 9 : 627–631, 1959
11) Hatanaka Y, Higashihara M, Sonoo M et al : Utility of repetitive nerve stimulation test for ALS diagnosis. Clin Neurophysiol 128 : 823–829, 2017
12) Hokkoku K, Sonoo M, Higashihara M et al : EMGs of the flexor digitorum profundus muscle in inclusion body myositis. Muscle Nerve 46 : 181–186, 2012
13) Sonoo M, Kuwabara S, Shimizu T et al : Utility of trapezius EMG for diagnosis of amyotrophic lateral sclerosis. Muscle Nerve 39 : 63–70, 2009
14) Wirth B, Brichta L, Schrank B et al : Mildly affected patients with spinal muscular atrophy are partially protected by an increased SMN2 copy number. Hum Genet 119 : 422–428, 2006

* * *

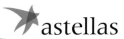

日本発。強い骨には、理由がある。

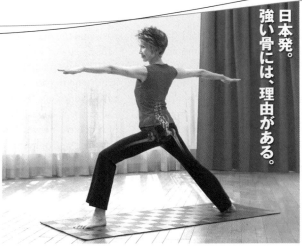

骨粗鬆症治療剤（ミノドロン酸水和物錠）
薬価基準収載

ボノテオ®錠1mg／50mg
Bonoteo®
劇薬、処方箋医薬品
（注意－医師等の処方箋により使用すること）

【禁忌（次の患者には投与しないこと）】
(1) 食道狭窄又はアカラシア（食道弛緩不能症）等の食道通過を遅延させる障害のある患者［本剤の食道通過が遅延することにより、食道局所における副作用発現の危険性が高くなる。］
(2) 服用時に上体を30分以上起こしていることのできない患者
(3) 本剤の成分あるいは他のビスホスホネート系薬剤に対し過敏症の既往歴のある患者
(4) 低カルシウム血症の患者［血清カルシウム値が低下し低カルシウム血症の症状が悪化するおそれがある。］
(5) 妊婦又は妊娠している可能性のある婦人（「妊婦、産婦、授乳婦等への投与」の項参照）

【効能・効果】骨粗鬆症
〈効能・効果に関連する使用上の注意〉本剤の適用にあたっては、日本骨代謝学会の診断基準等を参考に、骨粗鬆症との診断が確定している患者を対象とすること。

【用法・用量】（1mg）通常、成人にはミノドロン酸水和物として1mgを1日1回、起床時に十分量（約180mL）の水（又はぬるま湯）とともに経口投与すること。なお、服用後少なくとも30分は横にならず、飲食（水を除く）並びに他の薬剤の経口摂取も避けること。（50mg）通常、成人にはミノドロン酸水和物として50mgを4週に1回、起床時に十分量（約180mL）の水（又はぬるま湯）とともに経口投与する。なお、服用後少なくとも30分は横にならず、飲食（水を除く）並びに他の薬剤の経口摂取も避けること。

〈用法・用量に関連する使用上の注意〉
投与にあたっては次の点を患者に指導すること。(1)本剤は水（又はぬるま湯）で服用すること。水以外の飲料（Ca、Mg等の含量の特に高いミネラルウォーターを含む）、食物及び他の薬剤と一緒に服用すると、吸収を妨げることがあるため、起床後、最初の飲食前に服用し、かつ服用後少なくとも30分は水以外の飲食を避ける。(2)食道及び局所への副作用の可能性を低下させるため、速やかに胃内へ到達させることが重要である。服用に際しては、以下の事項に注意すること。1)口腔咽頭刺激の可能性があるので、本剤を噛んだ又は口中で溶かしたりしないこと。2)十分量（約180mL）の水（又はぬるま湯）とともに服用し、服用後30分は横たわらないこと。3)就寝時又は起床前に服用しないこと。
(3)（50mgのみ）本剤は4週に1回服用する薬剤であるため、飲み忘れないように注意すること。本剤の服用を忘れた場合は、翌日に1錠服用すること。

【使用上の注意（抜粋）】
1.慎重投与（次の患者には慎重に投与すること） (1)嚥下困難、食道炎、胃炎、十二指腸炎、又は潰瘍等の上部消化管障害がある患者［上部消化管粘膜に対し、刺激作用を示すことがあるので基礎疾患を悪化させるおそれがある。］ (2)重篤な腎障害のある患者［排泄が遅延するおそれがある。］
2.重要な基本的注意 (1)上部消化管に関する副作用が報告されているので、これらの症状があらわれた場合は、本剤の服用を中止して診療を受けるよう指導すること。(2)骨粗鬆症の発症にエストロゲン欠乏、加齢以外の要因が関与していることもあるので、治療に際してはこのような要因を考慮する必要がある。(3)（1mg）患者の食事によるカルシウム、ビタミンDの摂取が不十分な場合は、カルシウム又はビタミンDを補給すること。ただし、カルシウム補給剤及びカルシウム、アルミニウム、マグネシウム含有製剤は、本剤の吸収を妨げることがあるので、服用時刻を変えて服用させること。「相互作用」の項参照）（50mg）本剤投与後は、血清カルシウム値が低下する可能性があるため、血清カルシウムの変動に注意し、必要に応じて、カルシウム及びビタミンDを補給すること。ただし、カルシウム補給剤及びカルシウム、アルミニウム、マグネシウム含有製剤は、本剤の吸収を妨げることがあるので、服用時

刻を変えて服用させること。「相互作用」の項参照）(4)ビスホスホネート系薬剤による治療を受けている患者において、顎骨壊死・顎骨骨髄炎があらわれることがある。報告された症例の多くが抜歯等の顎骨に対する侵襲的な歯科処置や局所感染に関連して発現している。リスク因子としては、悪性腫瘍、化学療法、血管新生阻害薬、コルチコステロイド治療、放射線療法、口腔の不衛生、歯科処置の既往等が知られている。本剤の投与開始前には口腔内の管理状態を確認し、必要に応じて、患者に対し適切な歯科検査を受け、侵襲的な歯科処置をできる限り済ませておくよう指導すること。本剤投与中に侵襲的な歯科処置が必要になった場合には本剤の休薬等を考慮すること。また、口腔内を清潔に保つこと、定期的な歯科検査を受けること、歯科受診時に本剤の使用を歯科医師に告知して侵襲的な歯科処置を避けることなどを患者に十分説明し、異常が認められた場合には、直ちに歯科・口腔外科を受診するように指導すること。(5)ビスホスホネート系薬剤を使用している患者において、外耳道骨壊死が発現したとの報告がある。これらの報告では、耳の感染や外傷に関連して発現した症例も認められることから、外耳炎、耳痛、耳垂等の症状が続く場合には、耳鼻咽喉科を受診するよう指導すること。(6)ビスホスホネート系薬剤を長期間使用している患者において、非外傷性の大腿骨転子下及び近位大腿骨骨幹部の非定型骨折が発現したとの報告がある。これらの報告では、完全骨折が起こる数週間から数カ月前に大腿部や鼠径部において前駆痛が認められている報告もあることから、このような症状が認められた場合には、X線検査等を行い、適切な処置を行うこと。また、両側性の骨折が生じる可能性があることから、片側で非定型骨折が起きた場合には、反対側の大腿骨の症状等を確認し、X線検査を行うなど、慎重に観察すること。X線検査時には骨皮質の肥厚等、特徴的な画像所見がみられており、そのような場合には適切な処置を行うこと。**3.相互作用**
併用注意（併用に注意すること） 水以外の飲料、食物（特に牛乳や乳製品のような高カルシウム含有飲食物）、多価陽イオン（カルシウム、鉄、マグネシウム、アルミニウム等）含有製剤（ミネラル入りビタミン剤、制酸剤等）**4.副作用**（1mg）承認時までの臨床試験における1,108例中206例（18.6%）に副作用（臨床検査値の異常を含む）が認められた。主なものは胃・腹部不快感35例（3.2%）、腹痛27例（2.4%）、血中カルシウム減少22例（2.0%）及び胃炎15例（1.4%）等であった。（承認時：2009年1月）
（50mg）承認時までの臨床試験における228例中30例（13.2%）に副作用（臨床検査値の異常を含む）が認められた。主なものは胃・腹部不快感5例（2.2%）、腹痛3例（1.3%）、胃炎3例（1.3%）及びアルカリホスファターゼ減少3例（1.3%）等であった。（承認時：2011年7月）
(1)**重大な副作用** 1)（1mg）上部消化管障害:十二指腸潰瘍（0.3%）、胃潰瘍（0.1%）等の上部消化管障害があらわれることがあるので、観察を十分に行い、異常が認められた場合には投与を中止するなど、適切な処置を行うこと。（50mg）上部消化管障害:十二指腸潰瘍（0.4%）、胃潰瘍（頻度不明[注]）等の上部消化管障害があらわれることがあるので、観察を十分に行い、異常が認められた場合には投与を中止するなど、適切な処置を行うこと。2)顎骨壊死・顎骨骨髄炎:顎骨壊死・顎骨骨髄炎（頻度不明[注]）があらわれることがあるので、観察を十分に行い、異常が認められた場合には投与を中止するなど、適切な処置を行うこと。3)外耳道骨壊死:外耳道骨壊死（頻度不明[注]）があらわれることがあるので、観察を十分に行い、異常が認められた場合には投与を中止するなど、適切な処置を行うこと。
4)大腿骨転子下及び近位大腿骨骨幹部の非定型骨折:大腿骨転子下及び近位大腿骨骨幹部の非定型骨折（頻度不明[注]）を生じることがあるので、観察を十分に行い、異常が認められた場合には投与を中止するなど、適切な処置を行うこと。5)肝機能障害、黄疸:AST(GOT)、ALT(GPT)の上昇を伴う肝機能障害、黄疸（いずれも頻度不明[注]）があらわれることがあるので、観察を十分に行い、異常が認められた場合には投与を中止し、適切な処置を行うこと。（50mgのみ）[注]1mg製剤の承認時までの臨床試験成績は自発報告に基づく記載のため頻度不明とした。(2)**重大な副作用（類薬）** 低カルシウム血症:他のビスホスホネート系薬剤において痙攣、テタニー、しびれ、失見当識、QT延長等を伴う低カルシウム血症があらわれることがあるので、観察を十分に行い、異常が認められた場合には投与を中止し、適切な処置を行うこと。

■その他の使用上の注意等につきましては、製品添付文書をご参照ください。

製造販売 **アステラス製薬株式会社**
東京都中央区日本橋本町2-5-1
［資料請求先］メディカルインフォメーションセンター ☎0120-189-371

BON1108-T01-01
2016年6月作成.B5

Part 1 症候学と診断

特集／頚髄症の Up-to-date

多発性硬化症と視神経脊髄炎―診断と治療の進歩
Multiple sclerosis and neuromyelitis optica the proceedings of diagnosis and therapy

三須 建郎*
Misu Tatsuro

抄録▶ 近年，多発性硬化症や視神経脊髄炎の診断や治療の進歩は目覚ましく，それぞれの病態に応じた疾患修飾薬や免疫抑制剤が数多く登場しており，患者予後は劇的に改善しているといえる．しかし，いまだに慢性進行を抑えられないなど課題も多く，今後も発展が期待されている．本稿では，多発性硬化症や視神経脊髄炎の診断法や治療法について概説する．

Key Words 多発性硬化症（multiple sclerosis），視神経脊髄炎（neuromyelitis optica），診断基準（diagnostic criteria），疾患修飾薬（disease modifying drug），アクアポリン4（aquaporin 4）

*東北大学大学院医学系研究科 多発性硬化症治療学寄附講座

はじめに

多発性硬化症（以下MS）は，中枢神経系に再発を繰り返す脱髄を特徴とする原因不明の炎症性疾患である．近年，その診断における進歩は目覚ましく，脳や脊髄MRIの所見をもとに早期に診断することができるようになり，より早期に疾患修飾薬（Disease modifying drug：DMD）による治療を導入することが重要である．一方，視神経脊髄炎（以下NMO）は，MS同様に繰り返す炎症を特徴とするが，特に視神経や脊髄の重度の急性壊死性脱髄をきたすことやMSの治療薬が無効であるばかりか，むしろ病態を悪化することが知られ，それらの正確な診断が重要である．近年，NMOでは抗アクアポリン4抗体が診断上有用であり，検査である程度診断ができるようになってきているが，必ずしも血清学的検査のみで解決しない症例も多い．また，新たな抗体としてミエリンオリゴデンドロサイト糖蛋白（MOG）に対する自己抗体が，新たに病態に関与することがわかってきている．これらの疾患は概して他の脊髄症との鑑別上が難しい場合が少なからずあるため，特徴的な症状や再発などの経過がないかを確認するなど，その疾患の理解が早期診断において非常に重要である．

本稿では，これまでに知られているMSやNMOについて概説する．

多発性硬化症（MS）とは

MSは，空間的時間的に多発性を有する独特の臨床経過を呈する疾患であり原因はいまだ不明である．発症年齢は20～40歳くらいでやや女性に多い疾患（男女比1：2～3）である．有病率は欧米と比較すると日本では少ないが，それでも近年は増加の一途にあり約20,000人が罹患している．中枢神経系に再発と寛解を繰り返し，脳MRIでは主に脳室周囲や皮質直下，脊髄などに多発性に新旧混在する多発性病変を認めることが特徴である．また慢性進行性に中枢神経系に病変が出現して脳萎縮が進行することから早期の診断が重要である．MSの病態は元来多様な病態や疾患の集まりであると考えられてきて

表1 2010年のMcDonald MS診断基準

臨床症状の経過	MSの診断に必要なMRI所見
2回以上のエピソード (2病変の客観的な臨床的証拠を有する)	特になく、MSの診断可能
2回以上のエピソード (1病変の客観的な臨床的証拠を有する)	空間的多発性(DIS)の証明が必要 ①2個以上の典型的MS病変の証明 ②臨床的再発による他部位の出現の確認
1回以上のエピソード (2病変の客観的な臨床的証拠を有する)	時間的多発性(DIT)の証明が必要 ①同時期に新病変(Gd造影病変)と旧病変の確認 ②新病変の出現の確認
1回のエピソード(=clinically isolated syndrome) (1病変の客観的な臨床的証拠を有する)	DISとDITの両者の証明が必要
その他、明らかなエピソードがない進行性MS（＝Primary Progressive MS：PPMS)もあり	

DIS：脳室周囲、大脳皮質直下、テント下、脊髄のいずれか2か所の病変が必要
DIT：1回の脳MRIにて、新規造影病変および旧病変が証明される
PPMS：MSの中で1年以上にわたって慢性的な進行を示しながら、明らかな再発なくDITやDISを満たす一群

おり、従来MSとされてきた中からNMOのような疾患が分かれてきた歴史がある。

MSの診断

診断のポイントとしては2回以上のエピソードが確認されることと、2個以上の多巣性の病変が確認されることが診断上は重要である[1]。すなわち、再発性であることを示す2個以上の症状ないし病変の証明が原則的に重要となるが、その診断において最も重要なことは他疾患を除外することにあり、そのため臨床医それぞれが判断すべきであることがMcDonald基準において記載されている。MSの典型的画像としては、脳や脊髄の実質内にある斑状ないし点状の脱髄斑であり、脳室周囲や大脳皮質直下の卵円形を呈することが多い。脳では、多くは多発性で脳室に接する形で卵円形ないし脳室側に向って開く半卵円形の脱髄巣が典型的である。Barkoffらの検討では、MSの脳病変としては、脳室周囲病変が圧倒的に多く、その他には大脳皮質直下白質(U-Fiberなど)に存在する半卵円形の病変、テント下病変が特徴的とされ、McDonaldの2010年のMS診断基準に重要な要素となっている。急性期にはリング状造影効果を認めることが特徴である。脊髄においても白質主体に卵円ないし紡錘形の病変で、多くは3椎体以内の比較的小さな病変を呈することが特徴である。2010年のMcDonald診断基準では、MRIの画像上で脳室周囲、脳室直下、テント下、脊髄のいずれか2か所で2つの病変が確認されれば空間的多発性(DIS)を満たし、また2回のMRIにて病変が増えているか、あるいは新規ガドリニウム造影病変と古い病変の混在が確認されれば、時間的多発性(DIT)を満たすとし、DISとDITが満たされれば臨床症状が1回のみでもMSと認めることとしている(表1)[1]。

臨床症状と経過

症状は中枢神経系のあらゆる部位に起因し、認知症、視力障害やめまい、手足の痺れや痛み、脱力、排尿障害など、あらゆる症状を呈する。そのため、初診時に神経内科以外の科に罹る場合も多く、整形外科領域でも今後ますます診ることが多くなると思われる。

MSの初発症状としては、約4割が四肢の一部ないし全肢の筋力低下、約2割が視力低下、約

2割が異常感覚，約1割が複視，さらに眩暈（約5％），排尿障害（約5％），などが知られており実に多彩であるが，その約6割では脊髄症状である可能性が高い症候である．MSは，その診断基準にあるように時間的空間的多発性を特徴とする疾患であり，典型的には再発と寛解を繰り返すことが特徴であるが，自然経過を追うことで徐々に明確な再発を認めずに重症度が悪化する二次進行性，あるいは発症当初から一方向性に悪化していく一次進行性という病態が存在する．再発寛解型MSにおいて，臨床症状により診断に至る2回の症状を呈する時には，多くの患者ではそれ以上の無症候性病変を有していることがほとんどであり，その時点から脳萎縮や認知機能障害も始まっていることが示唆されている．脊髄症状で来院された場合にも，過去に一過性の視力障害や歩行障害などの既往がないかを確認することで大きく早期診断に貢献できる場合も少なくない．

脊髄症におけるMS診断

なんらかの脊髄症状がある場合，①若年女性，②再発性のエピソード，③脊髄MRIにて髄内病変を有する，④頭部MRI異常，⑤運動症状や小脳症状，などの特徴があれば，積極的にMSを疑い，必要な検査を追加するとともに専門医に紹介することが重要である．髄液中のオリゴクローナルIgGバンドが診断に有用であり，髄液中のミエリン塩基性蛋白（MBP）が軽度上昇することも参考になる．

MSの治療

MSもNMOも，急性期にはステロイドパルス療法が基本となる（表4）．多くのMSの再発において血漿交換療法は必要ないが，重度の再発においてステロイドが無効であれば積極的に用いるべきである．

再発予防として，現在本邦では以下の疾患修飾薬が臨床的に用いられている．

1．インターフェロンβ（IFNβ1a, 1b）

第一選択薬として，今なおその有効性と安全性が認められている．皮下注射のIFNβ1b，筋注のIFNβ1aの2種が選択可能である．年間再発率を約30％低下させるほか，脳MRIにおける造影病変数を悉く約80％低下させることが知られ，またIFNβ1bにおいては21年の長期予後が報告され，20余年にわたって安全に使用されていること，MS関連死を減少させることが報告されている．一方，NMOや膠原病を背景に有する例では病態を悪化させることが知られており，使用にあたっては確実に他の疾患を除外することが求められる．

2．コポリマー1

商品名コパキソンは，自己皮下注薬として長らく欧米で認可された治療薬であり有効性はIFNとほぼ同等，日本においても近年認可されている．安全性が極めて高く，国内で唯一妊娠中にも使用することが可能である点が特徴である．

3．フィンゴリモド

フィンゴリモド（商品名イムセラ/ジレニア）は，スフィンゴシン1-リン酸（S1P）受容体拮抗薬であり，本邦で本冬虫夏草から開発された．フィンゴリモドの作用機序は，リンパ球が二次リンパ節から血中に入るところで抑える作用がある．治療効果として，フィンゴリモドは年間再発率を54％低下させるほか，脳の病変数を約74％低下させ，脳萎縮の進行を38％低下させることが知られており，そのため従来のIFN療法で実現が難しいとされてきた慢性進行性の病態にも有用性が期待され検証が行われている[2]．副作用として，特に初回投与時に徐脈が出現する他，黄斑浮腫や肝機能障害，ウイルス感染症などに注意が必要である．

4．ナタリツマブ（抗α4-integrin抗体）

商品名タイサブリは，現在のMS治療の中で

最も強力と考えられている月1回の点滴注射による治療薬である．年間再発率を約68%減少させることが報告され，約54%の患者が病気の進行が低下し，約37%の患者で疾患活動性が全くなくなるという非常に効果の高い治療薬である．一方で治験段階からJCウイルスによる進行性多巣性白質脳症（PML）の発症が大きな問題となっている．現在，PMLの発症はおおよそ千人に一人の割合である他，2年以上にわたって使用している患者に発症する傾向が知られており，定期検査による早期発見と早期治療が推奨されている．

5. フマル酸ジメチル（テクフィデラ）

近年認可されたばかりの経口薬であり，現在はIFNなどに次いで安全性が高い薬剤として，積極的に使用されている．元来，乾癬に対して欧州で使用されてきた薬で，MSでも治療効果が確認され使用されるようになった．Th17系を抑えて調節性T細胞を増やす効果や，Nrf2-Keap1系に働きかける作用などが知られ，現状で安全で簡便な経口治療薬として注目されている．

視神経脊髄炎（NMO）とは

NMOはDevicによって1894年に重症急性脊髄炎と視神経炎を起こした剖検例を報告し，その後Devicの弟子Gaultによって17症例が纏められ，その疾患概念が形作られた．MSとNMOは，長い間同じ疾患か異なるのかが議論されてきたが，現在はアクアポリン4抗体が特異的な診断マーカーとして確立し，MSが神経の髄鞘に対する自己免疫疾患であるのに対して，中枢のアストロサイトに対する抗体による疾患であることが判明している[3]．NMOは，その疾患名のとおり視神経・脊髄に病変が多く出現する傾向があるが，近年はNMOにおいても脳病変をかなり呈することが知られるようになっている．MSが慢性進行性であるのに対して，NMOの発症・再発時は多くの場合，急性・劇症型の経過をとり，時に同時期に視神経炎と脊髄炎が出現したりするが，二次進行性に悪化する例は非常に稀である．NMOの再発では比較的重症度が高く，寛解に至っても後遺症が残る場合が多い．

NMOの診断

NMOの診断は，従来は視神経炎と脊髄炎をきたすことを条件にしていたが，現在はWingerchukの診断基準（2015年）が用いたNMO関連疾患（NMOSD）として纏められている（表2）[4]．主要症状に視神経や脊髄に次いで多い吃逆や嘔吐などの延髄症候としての最後野症候群（Area postrema syndrome）を加えることとなった．基本的には，NMO-IgG（AQP4抗体）が陽性であれば，主要症候の1つがあり他疾患の除外がされれば診断が可能となった．また，AQP4抗体陰性であっても，主要症候が2つ以上あって，臨床的に見合う病変が確認され条件に合致していれば，抗体陰性NMOSDと診断されることとなっている（表2）．

今日，AQP4抗体陰性のNMO症例がNMOの1～3割程度入ると想定されるが，最近AQP4抗体陰性NMO症例の一部にミエリン蛋白であるMOGに対する抗体が陽性である一群があることが明らかとなっている．

NMOの臨床的特徴

NMOは，しばしば両側性の視神経炎をきたし，特に初発時には失明する例もあるなど概して重症である．脊髄炎は横断性症状を呈し，典型的には3椎体以上の長い脊髄病変を呈することが多い．NMOでは，それぞれの再発は劇症であり再発に関連して障害を遺すことが多い．AQP4抗体は，特徴的なNMOの経過をとる疾患では7～8割程度と高い陽性率であり特異度も9割以上と疾患特異性の高い疾患群である．しか

表2　最新のNMOSDの診断基準（IPND2015）

抗AQP4抗体陽性 右の①〜③をすべて満たすもの.	①1つ以上のcore clinical characteristics[1]
	②抗AQP4抗体が陽性[2]
	③他疾患の除外
抗AQP4抗体陰性 右の①〜③をすべて満たすもの.	①1回以上の臨床的発作による2つ以上のcore clinical characteristic[1]があり，下記のa）〜c）のすべてを満たす． 　a）視神経炎，脊髄長大病変による脊髄炎，最後野症候群の1つ以上がある 　b）空間的多発性がある（2つ以上の異なるcore characteristics） 　c）MRIで[3]を満たす（撮影可能であれば）
	②抗AQP4抗体が陰性，あるいは検査できず
	③他疾患の除外

1）NMOSDのCore clinical characteristics
　・一般的なもの
　　①視神経炎，②脊髄炎，③最後野症候群（難治性吃逆など）
　・やや一般的でないもの
　　④急性脳幹症候群，⑤症候性ナルコレプシー／NMOSDに典型的なMRI病変を伴う急性の間脳症状，⑥NMOSDに典型的なMRI画像を伴う症候性脳病変

2）抗AQP4抗体（AQP4-IgG）の測定
　一番正確度のよい方法で測定する（cell based assay法が強く勧められる）

3）抗AQP4抗体陰性NMOSDに対するMRI支持所見
　①急性視神経炎：脳MRIは正常あるいは非特異的な白質病変のみ．または，視神経MRIでT2高信号域あるいはT1強調像でガドリニウムによる造影剤増強効果が，視神経全長の1/2以上，あるいは視交叉を含んでみられる．
　②急性脊髄炎：脊髄MRIで発作に関連する3椎体以上の病変がある，あるいは過去に脊髄炎の既往があり，3椎体以上にわたり脊髄が萎縮している．
　③最後野症候群：延髄背側の最後野にMRI病変がある．
　④急性脳幹症候群：上衣周囲の脳幹病変がある．

し，典型的な視神経炎や脊髄炎は必ずしも呈さず，延髄病変に起因する難治性吃逆・嘔気や，視床下部病変による傾眠傾向などの意識障害なども呈することがあり，非主要症状が初発症状となることも稀ではない．典型的なNMOでは，長い脊髄病変を呈する割合が高く脊髄中心部に位置することが特徴であるが，MSでは主に白質に中心を置く病変を呈しやすい．MSとは異なり，NMOでは広範で浮腫性に拡がりを持った病変が多いのも特徴である（表3）．

脊髄症におけるNMO診断

NMOでは横断性脊髄症を呈することが多く，脊髄MRIによる鑑別が非常に重要である．3椎体以上の長い脊髄病変を呈する場合には，NMOを積極的に疑って抗AQP4抗体や抗MOG抗体を測定することが重要である．また，椎間板変性による圧迫性ミエロパチーやサルコイドーシス，ベーチェット病，脊髄動静脈瘻など，長い脊髄病変を呈する他の疾患との鑑別も非常に重要であり，脊髄造影MRIによる脊髄髄膜の造影効果の有無や血管走行を明瞭にするCISS画像による診断など，総合的に鑑別を行う必要がある．

表3 MSとNMOの特徴

	NMO	MS
主要病変	両側視神経炎 横断性脊髄炎	散在性（小脳，脳室周囲）
再発時の重症度	しばしば重症	比較的軽症
障害度	再発と関係	慢性進行性
性差（M：F）	1：9	1：3
初発年齢	30〜40代	20〜30代
脊髄病変	3椎体以上，灰白質	2椎体以下，白質
髄液 　細胞増多 　OB	 しばしば ほとんど陰性	 まれ ほとんど陽性
神経病理学的所見	壊死性変化	脱髄，グリオーシス

表4 多発性硬化症（MS）および視神経脊髄炎（NMO）の治療

急性期治療（共通）		
ステロイドパルス療法	メチルプレドニゾロン1,000 mg（1クール3日間） ①必要に応じて数日〜1週後に，もう1〜2クール追加 ②2,000 mg（メガパルス）が奏効する場合がある	
血漿交換療法	パルス療法無効例に対して行う（週2〜3回，計7回まで） 　単純血漿交換 　免疫吸着療法	
再発予防治療		
MS		
自己注射療法	ベタフェロン（Interferon β 1b）＊	800万単位/2日ごと　皮下注
	アボネックス（Interferon β 1a）＊	30 μg/週　筋注
	コパクソン（Glatirameracetate）	1回/日　皮下注
免疫抑制剤	ジレニア/イムセラ＊ 　（Fingolim od：FTY720）	0.5 mg/日
	タイサブリ（Natalizumab）＊	300 mg/月
NMO		
低用量ステロイド療法	プレドニン（Prednisolone）	経口5〜20 mg/日
免疫抑制剤	イムラン（Azathioprine）	経口50〜100 mg/日
	リツキサン（Rituxim ab）	静注375 mg/m²/週
	ミトキサントロン（Mitxantrone）	静注12 mg/m²/月

＊本邦の保険収載承認済み

NMOの治療

　NMOの治療（表4）においては，発症時ないしは再発時のステロイドパルス療法や血液浄化療法に続いて，経口ステロイド薬（プレドニン：PSL）を50〜60 mg/日で開始し，1〜3か月で15〜20 mg程度まで減量し，その後は1〜1.5年で10 mg程度に減量する方法が推奨されてい

る．PSLにイムランやセルセプトの併用によって，より高い予防効果やPSLの減量効果が期待できるとされている．また，シクロスポリンにもイムランと同様の再発予防効果があることが報告されている．一方，MSの治療薬であるインターフェロン，フィンゴリモド，タイサブリなどは，いずれも病態を悪化させる可能性があり注意が必要である．

海外においては抗CD20抗体（リツキシマブ）が再発率を明らかに減少させることが複数の施設から報告され有望視されているほか，抗IL-6受容体抗体（トシリツマブ）が再発率を下げ，AQP4抗体価の減少効果，PSLや他の免疫抑止剤の使用量の減少効果を認め有効であることが報告されている．また，NMOが補体介在性であることに着目し，抗補体治療としてエクリツマブが登場している．これらの次世代治療薬は，現在本邦においても治験が進行中であり，近い将来に治療薬として登場することが期待されている．

文　献

1) Polman CH, Reingold SC, Banwell B et al : Diagnostic criteria for multiple sclerosis: 2010 revisions to the McDonald criteria. Ann Neurol 69 : 292–302, 2011
2) Kappos L, Radue EW, O'Connor P et al : A placebo-controlled trial of oral fingolimod in relapsing remitting multiple sclerosis. N Engl J Med 362 : 387–401, 2010
3) Lennon VA, Kryzer TJ, Pittock SJ et al : IgG marker of optic-spinal multiple sclerosis binds to the aquaporin-4 water channel. J Exp Med 202 : 473–477, 2005
4) Wingerchuk DM, Banwell B, Bennett JL et al : International consensus diagnostic criteria for neuromyelitis optica spectrum disorders. Neurology 85 : 177–189, 2015

*　　　*　　　*

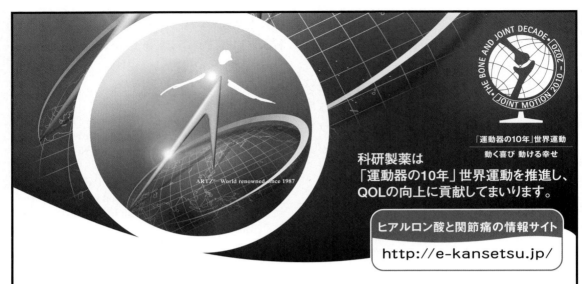

Part2 画像診断

特集／頚髄症のUp-to-date

頚髄症の画像診断
Characteristics of image findings for the pathologies in cervical myelopathy

川口 善治*
Kawaguchi Yoshiharu

抄録▶ 頚髄症を引き起こす疾患の画像的特徴を，頚髄を圧迫しているもの（container）と頚髄自体（containment）に現れる所見に分けて記載した．脊椎脊髄病医が主に治療に携わる病態である圧迫性頚髄症として，①頚椎症性脊髄症，②頚椎椎間板ヘルニア，③頚椎後縦靱帯骨化症，④関節リウマチ，⑤透析性脊椎症，⑥黄色靱帯石灰化症，⑦脊椎，脊髄腫瘍，⑧歯突起後方偽腫瘍，⑨脊髄空洞症，⑩外傷後の頚椎変形，頚椎奇形・低形成の画像的特徴を詳述した．

Key Words　頚髄症（cervical myelopathy），画像所見（image findings），頚椎症性脊髄症（cervical spondylotic myelopathy），頚椎後縦靱帯骨化症（cervical ossification of the posterior longitudinal ligament），脊髄病理（pathology of the spinal cord）

*富山大学医学部 整形外科学

はじめに

頚髄症とは頚椎において脊髄に障害が起こり，①手足のしびれ，②手指の巧緻運動障害，③歩行障害，④膀胱直腸障害などの臨床症状をきたしたものである．手術を行っている脊椎脊髄病医が主に治療に携わる病態としては圧迫性頚髄症が多い．具体的な病態としては表1に示すさまざまな疾患が頚髄症を引き起こす．これらの画像所見を整理して考えるには，頚髄を圧迫しているもの（container）の特徴と頚髄自体（containment）に現れている変化に分ける必要がある．

頚髄を圧迫する病態の画像的特徴[1]

表1に示したそれぞれの所見，すなわちcontainerの画像的特徴を記す．

1. 頚椎症性脊髄症（cervical spondylotic myelopathy：CSM）（図1）

単純X線では脊椎の変性所見，すなわち椎間板腔の狭小化，椎体辺縁の骨棘形成を認める．脊柱管は狭窄化するが，脊柱管前後径については13 mm以下の症例を発育性脊柱管狭窄とするという文献[2]と12 mm以下をdevelopmental stenosisとするという文献[3]がある．一方，頚椎症性脊髄症診療ガイドラインには，男性では14 mm，女性では13 mm以下が発育性狭窄と定義されるとしている[4]．Dynamicな評価として頚椎後屈時に上位の椎体後縁が棘突起前縁との間で脊髄を圧迫することがあり，これを古くからpincer mechanismと称し12 mm以下で脊髄が圧迫されることが多い[5]．高齢者ではまずC5-6，6-7の椎間板腔が狭小化し，可動域が制限された下位椎間の影響で上位椎間での可動性が増加し，その結果C3-4，C4-5椎間で脊髄症が高頻度に発症する[6]．

表1 圧迫性頚髄症を引き起こす疾患

1. 頚椎症性脊髄症（cervical spondylotic myelopathy：CSM）
2. 頚椎椎間板ヘルニア（cervical disc herniation：CDH）
3. 頚椎後縦靱帯骨化症（cervical ossification of the posterior longitudinal ligament：C-OPLL）
4. 関節リウマチ（rheumatoid arthritis：RA）
5. 透析性脊椎症（destructive spondyloarthropathy：DSA）
6. 黄色靱帯石灰化症（calcification of the ligamentum flavum：CLF）
7. 脊椎，脊髄腫瘍
    1）硬膜外腫瘍（血腫を含む）（extradural tumor）
    2）硬膜内髄外腫瘍（intradural extramedullary tumor）
    3）髄内腫瘍（intramedurally tumor）
8. 歯突起後方偽腫瘍（pseudotumor）
9. 脊髄空洞症（syringomyelia）
10. 外傷後の頚椎変形（cervical deformity），頚椎奇形・低形成（cervical anomaly）など

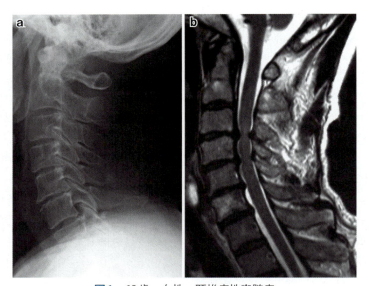

図1　68歳，女性，頚椎症性脊髄症
a：単純頚椎レントゲン側面像，b：MRI T2強調矢状断像.
C3-4, 4-5レベルでの脊髄圧迫が認められる.

2. 頚椎椎間板ヘルニア（cervical disc herniation：CDH）（図2）

単純X線における椎間板腔の狭小化を伴っていることが多い．診断に有用な画像はMRIであり，脊柱管の中心に突出した椎間板が脊髄を圧迫すると頚髄症が引き起こされる．ちなみにヘルニアが椎間孔に飛び出し神経根を圧迫すると頚椎症性神経根症を呈する．椎間板はT2 low intensityを呈し，内部の水分含量が低下する．

3. 頚椎後縦靱帯骨化症（cervical ossification of the posterior longitudinal ligament：C-OPLL）（図3）

本来靱帯である組織が骨化を起こし，骨化が厚くなって脊髄を圧迫する．原因不明であるが，家族集積性が報告されており，これまでに6つの疾患感受性遺伝子が見つかっている[7]．OPLLの骨化巣はさまざまな形態を呈するが，X線では連続型，混合型，分節型，その他型に分類さ

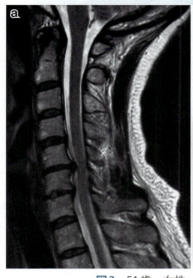
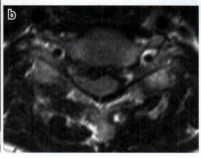

図2 51歳，女性，頚椎椎間板ヘルニア
a：MRI T2強調矢状断像．C5-6レベルでの椎間板ヘルニアによる脊髄圧迫が認められる．
b：MRI T2強調水平断像C5-6レベル．脊髄は扁平化している．

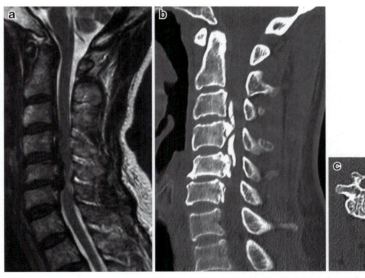
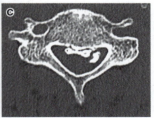

図3 60歳，女性，頚椎後縦靱帯骨化症（OPLL）
a：MRI T2強調矢状断像．C3-4から5-6レベルにかけて脊髄圧迫が認められる．
b：CT矢状断像．頚椎に混合型のOPLLを認める．C③/4/5.6と表現できる．
c：CT水平断像．脊柱管内の骨化巣占拠率は50％である．

れる．一方，より詳細な骨化巣の評価を目指し，CTを用いた分類も報告されている[8]．この分類では，骨化のあるすべての領域を記録することとし，以下の4つの具体的項目を示している．

①"．"：分節型は，"C4."のように表現する．

②"/"：椎間を超えている骨化で架橋していない骨化は，"C3/4"のように表現する．

③"-"：架橋している骨化は，"C2-3-4"のように表現する．

④○：○付数字は椎体に接触していない（浮

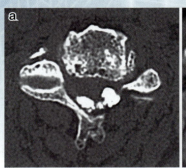
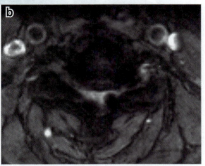

図4　85歳，女性，黄色靱帯石灰化症
a：CT水平断像C5-6レベル．脊柱管の後方に2つの石灰化病変がある．
b：MRI T2強調水平断像C5-6レベル．石灰化病変により脊柱管は狭小化し脊髄圧迫を認める．

いている)骨化巣を意味する(○がなければ椎体後縁と骨化巣がくっついている)．

またCTの利点は全脊椎の脊柱管内骨化病変を評価できることである．頸椎OPLLの場合，その半数以上で胸椎，腰椎レベルのOPLLの合併[9]や黄色靱帯骨化の合併があることがわかっている[10]．したがって頸椎OPLLの場合は，CTを用いて全脊椎の骨化病変の評価をする．

臨床的に重要な指標として，OPLLにおける脊髄症の発生に骨化占拠率と局所可動域が関連していることが報告されている．よってdynamicな画像評価は，病態の把握に有用である．またK lineと称し[11]，C2とC7の脊柱管の中央を結ぶ線にOPLLの骨化巣がかかるか否かを評価する方法がある．K line(-)すなわち骨化巣がlineにかかる場合は，後方手術の除圧効果が少なく前方手術を考慮すべきとされ，治療法を判断する指標に使われる．3D-CTの撮像では骨化形態の詳細を立体的に捉えることができる[12]．われわれの研究では，骨化巣の3D形態はflat type，irregular type，localized typeに分類できる．また一見骨化巣が連続しているように見えて実は途切れが存在し，その途切れの部分で脊髄圧迫が生じている症例があることもわかった．さらにOPLLでは前縦靱帯が骨化を起こすことが多いが，骨化の連続性が途切れている部位で脊髄症を起こすことがあり，臨床的な問題となっている．

4. 関節リウマチ(rheumatoid arthritis：RA)

RAの代表的な頸椎病変は，環軸関節前方亜脱臼(atlantoaxial subluxation：AAS)，垂直亜脱臼(vertical subluxation：VS)，軸椎下亜脱臼(subaxial subluxation：SAS)であり，いずれも脊髄症の原因となりうる．上位頸椎病変は通常AASから次第にVSを呈するようになる[13]．VSは延髄を圧迫する結果，突然死の原因にもなりうる．その他，RAでよくみられる頸椎病変としては，棘突起の侵食像，椎間関節のびらん，椎体圧迫骨折などがある[14]．バイオ製剤の使用以降RA頸椎病変の進行について報告がある．それによると平均4.4年の経過観察で導入時頸椎病変を認めないものはほとんど進行しないが，導入時AS，VSのある症例では80％以上の症例がX線上の進行を認めたとされている[15]．

5. 破壊性脊椎関節症(destructive spondyloarthropathy：DSA)

透析に伴う脊椎病変であり透析性脊椎症と呼ばれる．1984年にKunzらが単純X線における特徴的な所見として，①頸椎に好発すること，②椎間間隙の狭小化がみられること，②椎体終板の破壊があること，④骨棘がないこと，を挙げた[16]．病理としては骨・軟骨におけるアミロイドの沈着が破壊性病変を引き起こす．DSAでは椎体圧潰，椎体のすべり，脊柱アライメント異

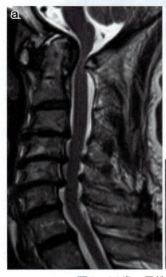
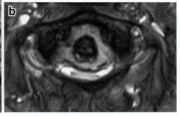

図5　86歳，男性，歯突起後方偽腫瘍
a：MRI T2強調矢状断像．C1レベルで偽腫瘍による脊髄圧迫が認められる．
b：MRI T2強調水平断像 C1レベル．脊髄は著しく扁平化している．

常が脊髄症の原因となりうる．

6. 黄色靱帯石灰化症（calcification of the ligamentum flavum：CLF）（図4）

頸部の黄色靱帯に石灰沈着をきたし，脊柱管を狭小化し頚髄症を引き起こす．ほとんどが高齢者であり，多くの症例報告がある．単純X線でも捉えられうるが，CT像がより明確に病態を示す．通常，脊柱管の後方に2か所のスポット状の高輝度領域として認められる．頚椎黄色靱帯骨化症も症例報告されているが，石灰化症と比較するとその数は非常に少ない．胸椎には黄色靱帯骨化症が多いが，病理学的には石灰化症と骨化症は全く異なるものであり，区別して扱うことが必要である．

7. 脊椎，脊髄腫瘍

脊椎，脊髄腫瘍は解剖学的に以下の3つに分けられる．

1) 硬膜外腫瘍（extradural tumor）

多くは脊椎への悪性腫瘍の転移巣が硬膜外から脊髄を圧迫する．また血腫が硬膜外腔に拡大し脊髄を圧迫することもある．

2) 硬膜内髄外腫瘍（intradural extramedullary tumor）

硬膜内にできた腫瘍が脊髄を外側から圧迫するものであり，多くが神経鞘腫または髄膜腫である．神経鞘腫は囊胞を形成することがある．また髄膜腫ではdural tail signと称し，造影MRIで硬膜の内側から硬膜に沿って尾のような腫瘍の辺縁が写し出されることがある．

3) 髄内腫瘍（intramedurally tumor）

成人では上衣腫が最も多いが，星状細胞腫，血管芽腫，海綿状血管腫，脂肪腫，膠芽腫などさまざまな腫瘍が髄内から脊髄を障害し脊髄症の原因となる．造影MRIが有用である．

8. 歯突起後方偽腫瘍（pseudotumor）（図5）

歯突起の後方に一見腫瘍性の病変が生じ脊髄を圧迫し，頚髄症を引き起こすものである．加齢性変化や環軸関節の不安定性・動的因子などの機械的ストレスが原因と考えられている．まとまった文献は少なく症例報告がほとんどである．MRIではT1で等信号，T2で低信号を呈することが多いが，液性成分が多い時はT2で高輝度を呈する．この偽腫瘍は固定術により縮小す

る．

9. 脊髄空洞症（syringomyelia）

脊髄の中心管が拡大して脊髄が扁平化し，腕や手の痛みで発症し脊髄症に至る．①キアリ奇形に伴うもの，②癒着性くも膜炎に伴うもの，③脊髄腫瘍に伴うもの，④脊髄出血後に生じるもの，に分類される．病態把握のため造影MRIによる鑑別が望ましい．

10. 外傷後の頚椎変形（cervical deformity），頚椎奇形・低形成（cervical anomaly），他

その他，頚髄症の原因としては頚椎の変形，奇形，低形成による脊柱管狭窄や後弯などのアライメント変化などが挙げられる．

頚髄自体の変化

Containmentの変化としてOginoらはcadaverを用いた研究を行った[17]．その結果，軽度の脊髄圧迫では脊髄の後側方に脱髄や変性変化が起こり，重度の圧迫では白質の広範な変性および灰白質の梗塞巣がみられた．これらの変化はMRI T2髄内高輝度病変として捉えられる．時にsnake eye appearanceと称される明瞭な高輝度病変が脊髄内に観察される．これは脱髄，細胞壊死，空洞形成によるものと考えられている．髄内病変が術後成績に及ぼす影響についてはsystematic reviewが報告されており，T1低輝度病変を伴ったT2高輝度病変を有すると術後成績が悪い可能性が高い[18]．

神経内科疾患との鑑別

表2に示すさまざまな疾患が圧迫性頚髄症の鑑別として挙げられる．これらは神経内科疾患として診断・治療されることが多い．それぞれの特徴を概説する．

1. ウイルス感染

HIV，human T-cell lymphotrophic virus type-I（HTLV-I），ポリオウイルスが脊髄症を起こす．

表2 鑑別を要する神経内科疾患

1. ウイルス感染
2. 血管病変
3. Motor neuron diseases
   a. 筋萎縮性側索硬化症
   b. 多発性硬化症
4. 放射線脊髄症
5. 栄養障害による脊髄症
6. 平山病　など

HIVは後側索に障害を及ぼす．HTLV-Iは錐体路を障害し痙性麻痺を呈する．一方，ポリオは前角細胞の障害をきたす．

2. 血管病変

脊髄梗塞，脊髄出血が脊髄症を起こす．動静脈奇形（arteriovenous malfomation：AVM）の有無をチェックする．

3. Motor neuron diseases

a. 筋萎縮性側索硬化症

灰白質，特に前角が強く萎縮するが，病気の初期には圧迫性脊髄症の脊髄所見と鑑別が困難である．

b. 多発性硬化症

空間的，時間的に中枢神経病変が多発する炎症性脱髄疾患である．脊髄のMRIはT2高信号，T1等〜低信号を呈する．圧迫病変があるところに脱髄が生じやすく，圧迫性脊髄症と鑑別が困難である場合がある．

4. 放射線脊髄症

悪性腫瘍の治療で放射線が脊髄に加わった後に数か月から数年で発症する脊髄症である．MRI T1低輝度，T2高輝度を呈し，ガドリニウムにて局所的に造影される．

5. 栄養障害による脊髄症

ビタミンB_{12}の欠乏による脊髄症であり，脊髄の後側索に脱髄が起こる．

6. 平山病（図6）

若年男性に好発し，主に一側上肢の筋萎縮・脱力が起こる．頚椎前屈時に硬膜後壁が脊柱管

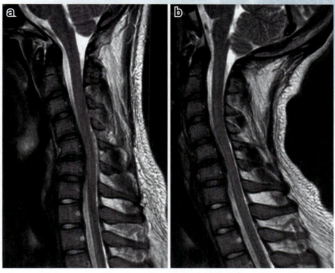

図6 18歳，男性，平山病
a：MRI T2強調頸椎前屈位矢状断像．脊髄はC5-6レベルで前方に位置し扁平化している．
b：MRI T2強調頸椎後屈位矢状断像．脊髄の扁平化は軽減している．

腔の後壁から離れて前方に移動し，脊髄を圧迫している所見がMRIで認められる．

まとめ

頸髄症はcontainerとcontainmentの両側面から捉えることが重要である．診断のプロセスはあくまで，問診→診察（身体所見）→検査（画像所見）であり，これに則って正確な病態把握に至る．さまざまな疾患が頸髄症の原因となるが，その画像的特徴を理解したうえで診断に至るという姿勢が必要である．

文　献

1) 川口善治，安田剛敏，関　庄二：頸部脊髄症の画像診断．MB Orthop 27：19–26, 2014
2) 和田英路，米延策雄：A. 頸椎部疾患，頸椎症性脊髄症．MB Orthop 15：35–40, 2002
3) 大田秀樹，植田尊善：X線による診断．診断2，画像診断．MB Orthop 10：7–11, 1997
4) 日本整形外科学会診療ガイドライン委員会／頸椎症性脊髄症ガイドライン策定委員会編：頸椎症性脊髄症診療ガイドライン，南江堂，東京，2005，pp35–36
5) 片岡　治，栗原　章，円尾宗司：頸椎症性脊髄症におけるdynamic canal stenosisについて．臨整外 10：1133–1143, 1975
6) Kawaguchi Y, Kanamori M, Ishihara H et al：Pathomechanism of myelopathy and surgical results of laminoplasty in elderly patients with cervical spondylosis. Spine (Phila Pa 1976) 28：2209–2214, 2003
7) Nakajima M, Takahashi A, Tsuji T et al：A genome-wide association study identifies susceptibility loci for ossification of the posterior longitudinal ligament of the spine. Nat Genet 46：1012–1016, 2014
8) Kawaguchi Y, Izumi T, Iwasaki M et al：New classification of ossification of the posterior longitudinal ligament using CT images. J Orthop Sci 19：530–536, 2014
9) Kawaguchi Y, Nakano M, Yasuda T et al：Ossification of the posterior longitudinal ligament in not only the cervical spine, but also other spinal regions: analysis using multidetector CT of the whole spine. Spine (Phila Pa 1976) 38：E1477–1482, 2013
10) Kawaguchi Y, Nakano M, Yasuda T et al：Characteristics of ossification of the spinal ligament; incidence of ossification of the ligamentum flavum in patients with cervical ossification of the posterior longitudinal ligament –Analysis of the whole spine using multidetector CT. J Orthop Sci 21：439–445, 2016
11) Fujiyoshi T, Yamazaki M, Kawabe J et al：A new concept for making decisions regarding the surgical approach for cervical ossification of the posterior lon-

gitudinal ligament: the K-line. Spine (Phila Pa 1976) 33 : E990–993, 2008
12) Kawaguchi Y, Urushisaki A, Seki S et al : Evaluation of ossification of the posterior longitudinal ligament by three-dimensional computed tomography and magnetic resonance imaging. Spine J 11 : 927–932, 2011
13) Oda T, Fujiwara K, Yonenobu K et al : Natural course of cervical spine lesions in rheumatoid arthritis. Spine (Phila Pa 1976) 20 : 1128–1135, 1995
14) 清水敬親：関節リウマチによる重度頚椎病変のマネイジメント．日本脊椎脊髄病学会雑誌 19 : 669–684, 2008
15) Kaito T, Ohshima S, Fujiwara H et al : Incidence and risk factors for cervical lesions in patients with rheumatoid arthritis under the current pharmacologic treatment paradigm. Mod Rheumatol 27 : 593–597, 2017
16) Kuntz D, Naveau B, Bardin T et al : Destructive spondylarthropathy in hemodialyzed patients. A new syndrome. Arthritis Rheum 27 : 369–375, 1984
17) Ogino H, Tada K, Okada K et al : Canal diameter, anteroposterior compression ratio, and spondylotic myelopathy of the cervical spine. Spine (Phila Pa 1976) 8 : 1–15, 1983
18) Tetreault LA, Dettori JR, Wilson JR et al : Systematic review of magnetic resonance imaging characteristics that affect treatment decision making and predict clinical outcome in patients with cervical spondylotic myelopathy. Spine (Phila Pa 1976) 38 (22 Suppl 1) : S89–110, 2013

* * *

Part2　画像診断

特集／頚髄症のUp-to-date

頚髄症の拡散テンソル投射路撮影
Diffusion tensor tractography in cervical spondylotic myelopathy

辻　収彦[*]　　藤吉 兼浩[**]　　許斐 恒彦[**]　　名越 慈人[*]　　渡辺 航太[*]
Tsuji Osahiko　　Fujiyoshi Kanehiro　　Konomi Tsunehiko　　Nagoshi Narihito　　Watanabe Kota

松本 守雄[*]　　中村 雅也[*]
Matsumoto Morio　　Nakamura Masaya

抄録▶中枢神経系において水分子の拡散異方性の最大方向を追跡することにより得た画像を拡散テンソル投射路撮影（diffusion tensor tractography：以下DTT）という．サルおよび靱帯骨化モデルマウスにおいてDTTを撮像し，組織像および運動機能と相関関係を比較しその有用性を報告してきた．また，実臨床においても圧迫性頚髄症症例で術前後にDTTを撮像し，予後との関連を見いだした．

Key Words　拡散テンソル投射路撮影 (diffusion tensor tractography)，頚椎症性脊髄症 (cervical spondylotic myelopathy)，MRI，予後予測 (prognostic factor)

[*]慶應義塾大学医学部 整形外科学教室
[**]独立行政法人国立病院機構村山医療センター 整形外科

はじめに

　中枢神経系において，白質神経線維などのある一定の方向性を有している生体構造の中では水分子の拡散が制限されている．この制限構造に着目し，その拡散異方性を捉えようとする磁気共鳴像を拡散テンソルイメージング（diffusion tensor imaging）と呼ぶ．さらに，拡散異方性の最大方向を追跡することにより得た画像を拡散テンソル投射路撮影（diffusion tensor tractography：以下DTT）という．われわれはこれまでに，動物実験において，霊長類であるサル（コモンマーモセット）の正常脊髄および損傷脊髄においてDTTを撮像し，組織像や運動機能と比較することでその特徴と限界を確認してきた．さらにMRI機器の進歩に伴い，サルよりもさらに小型のげっ歯類においてもDTT撮像が可能となり，脊柱靱帯骨化モデルマウスにおいてもその有用性を確認した．これらの知見を踏まえ，実臨床においても圧迫性頚髄症（頚椎症性脊髄症および後縦靱帯骨化症）症例に対してもDTTをすでに実際に撮像し，その有用性を報告してきた．

　本稿では頚髄症におけるDTTのこれまでの知見と今後の展望について概説する．

DTTの基本原理とパラメーター

　DTTでは制限された"水分子の拡散"を利用する．この拡散は水分子のBrown運動を意味しており，ここにMPG（Motion proving gradient）と呼ばれる傾斜磁場（gradient magnetic field）を付加することで，組織内の水分子の拡散情報を検出・可視化したものが拡散強調像（diffusion weighted MR imaging：DWI）である．DWIは既存のMRIの撮像方法とは異なり，拡散に基づいたコントラスト画像を得ることができ，すでに

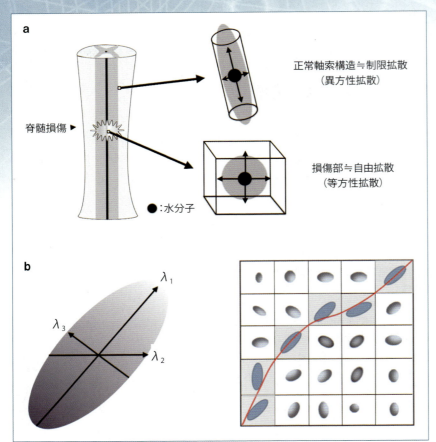

図1
a：異方性拡散と等方性拡散
正常軸索構造が保たれた部位では，拡散は制限され異方性は大きくなり，軸索構造の破綻した部位（損傷脊髄など）では，拡散は制限されず異方性は小さくなる．

b：拡散楕円体と異方性の追跡アルゴリズム
隣り合う楕円体の長軸をボクセルごとに追跡することで，トラクトが描かれる．

急性期脳梗塞の検出目的に実臨床で汎用されている．生体組織では，水分子の拡散の方向は多少の制限を受け，方向によって拡散の速度が異なる性質のことを，拡散の異方性または異方性拡散（anisotropic diffusion）と呼ぶ．一方，異方性を排除し自由に拡散ができる状態を等方性拡散（isotropic diffusion）と呼ぶ．異方性拡散は楕円体で表わされ，等方性拡散は球体で表わされる（図1-a）．脊髄の白質線維は頭尾側方向に走行する神経線維束からなり，その中の水分子は構成要素である軸索の走行に沿って拡散する．このため白質は拡散異方性が大きくなる．その一方，損傷や変性などにより軸索構造が破綻している部位では制限構造の破綻に伴い，自由な水分子の拡散，すなわち拡散異方性が低下すると考えられる．そして，最小単位であるボクセル毎の異方性の情報から，神経線維を追跡・可視化したものがDTTである．DTTを構築する際に拡散の大きさを表すADC（apparent diffusion coefficient）や，拡散の異方性を表すFA（fractional anisotropy）などのパラメーターを求める必要がある．これらのパラメーターを求める過程でテンソル解析を用いるが，これが拡散テンソルの名前の由来である．

異方性の計測にはいろいろな方向における拡散の情報が必要であるため，最低6軸以上でMPGを付加したMRIと，MPGを付加しないT2強調画像を撮像する必要がある．これによって得られたデータをテンソル解析することで，拡散の大きさを決定する固有値（eigen value：λ_1, λ_2, λ_3）と，方向を決定する固有ベクトル（eigen vector：v_1, v_2, v_3）が算出される．これらの値から

各ボクセルにおける異方性の情報は楕円体として近似されるが，これを拡散楕円体という．隣り合う拡散楕円体の長軸をたどり追跡し，神経線維自体を描出することでトラクトが描かれる（図1-b）．

FAは異方性の大きさの指標として用いられ，0から1の値をとる．FAに対し，ADCは拡散の方向とは無関係に拡散の大きさを表す指標である．FAとADCは以下の式で表される．

$$FA = \sqrt{\frac{3}{2}} \frac{\sqrt{(\lambda_1 - \langle D \rangle)^2 + (\lambda_2 - \langle D \rangle)^2 + (\lambda_3 - \langle D \rangle)^2}}{\sqrt{\lambda_1^2 + \lambda_2^2 + \lambda_3^2}}$$

$$ADC = \frac{\lambda_1 + \lambda_2 + \lambda_3}{3} = \langle D \rangle$$

等方性拡散においては$\lambda_1 = \lambda_2 = \lambda_3 = \langle D \rangle$となりFAは0となる．逆に異方性が強くなると$\lambda_1 \gg \lambda_2 = \lambda_3$となりFAは1に近づいていく．

FAやADCを構成する3つの固有値のうち，長軸方向つまり，神経線維方向に平行な方向の拡散は，

Axial Diffusivity = $\lambda_{\parallel} = \lambda_1$

で表され，それに対して直行する方向における拡散であるλ_2とλ_3は，

Radial Diffusivity = $\lambda_{\perp} = (\lambda_2 + \lambda_3)/2$

と平均値の形で用いられ，SongらはRadial Diffusivityの上昇は脱髄などの髄鞘構造の破綻を反映することを示唆している[1]．一方でAxial Diffusivityの低下は，軸索構造の破綻やワーラー変性の病態を表していることが示唆されている[2]．そして，これらの知見を踏まえ，FAの低下の原因として，Moriらは3つの分類を提唱している．1つは脱髄による$\lambda_{\perp}$の上昇によるもの，もう1つは軸索の損傷による$\lambda_{\parallel}$の減少によるもの，そして両者の混合タイプである[3]．このように，FAやADCをはじめとする拡散パラメーターの変化の特徴を捉えることで，その背後の病態に迫ることができる点が，拡散テンソル解析の優れた点であると考えられる．

DTTによる脊髄白質線維の投射路選択的描出と定量的評価

脊髄白質は多くの神経線維からなり，上行性および下行性の投射路が複雑に混在するが，組織標本では均一に見える．このため組織染色をしてようやく個々の投射路が観察可能となる．MRIにおいては白質と灰白質のコントラストはある程度得られるが，投射路の局在の違いを従来の緩和時間測定法（T1およびT2強調像など）で描出するのは不可能であった．一方，DTTではROI（region of interest）と呼ばれる関心領域を設定することで，見たい投射路の情報を選択的に構築することが可能である．われわれは，サル（霊長類コモンマーモセット）の脊髄半切モデルを用いて，DTTが脊髄の軸索（白質線維束）の状態を反映していることを組織と比較することにより証明し，さらに投射路選択的なDTTが可能であることを，延髄錐体交叉を描出することで証明した[4]．

また，臨床に近いモデルとして，コモンマーモセット圧挫脊髄損傷モデル（C5高位）でもDTTが有用であることを証明し[5]，脊髄損傷後の経時的なDTTを描出することにも成功した[6]（図2-a）．脊髄損傷においては，損傷後にどれくらい神経線維が損傷を免れているかを知るのは非常に重要で，数％のfiberが残存していれば機能が回復するとされてきた[7,8]．われわれはコモンマーモセット圧挫脊髄損傷モデルを用いて，DTTで描かれるfiber tract数と，脊髄損傷後の運動機能障害の重症度との相関について経時的／定量的に解析した[6]．C5高位に圧挫脊髄損傷を作製後，損傷部を挟んで4 mm頭尾側の脊髄水平断面に2つのROIを設定し，2つのROIを通過するDTT fiber tract数を計測して損傷前のfiber tract数との比を算出した（DTT fiber比）．その結果，脊髄損傷後のDTT fiber tractおよびDTT fiber比は損傷後2週にかけて減少し，その後徐々

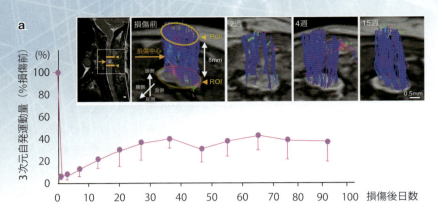
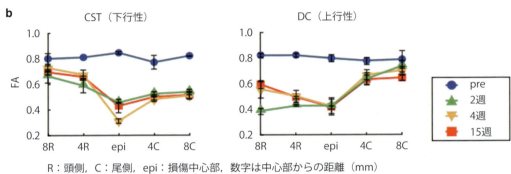
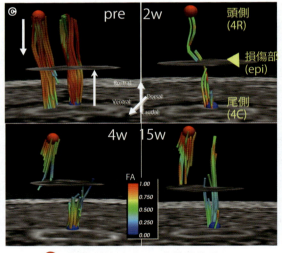

図2

a：脊髄圧挫損傷後のDTT fiber tractとDTT fiber比の推移
　損傷後2週にかけてDTT fiber tractは減少し，その後緩やかに増えてくる．（文献6より引用，一部改変）

b：脊髄圧挫損傷後の神経投射路毎のFA値の推移
　損傷部より遠位（CST：皮質脊髄路では尾側，DC：後索では頭側）に向かう方向でFAの低下が強く認められた．（文献6より引用，一部改変）

c：脊髄圧挫損傷後の投射路選択的DTTにより，ワーラー変性を経時的に描出可能であった．
　（文献6より引用改変）

に回復することが明らかとなった（図2-a）．このDTT fiber比の回復過程と，運動機能スコアとの回復とに正の相関を認め，DTT fiber数が運動機能を反映していることが示唆された．また，圧挫損傷においても投射路選択的DTTは可能であり，損傷中心と損傷部の頭尾側での皮質脊髄路（CST）と後索領域の各拡散スコア（$\lambda_\perp$，$\lambda_\parallel$，FA）を経時的に計測した．感覚系の上行性神経

索径よりもはるかに大きく,実際には10^2オーダー以上の軸索が集まった線維束の拡散異方性を見ていることになる.われわれのデータでは,ボクセルサイズは約0.3 mmであるのに対し,実際の軸索径は平均5μm程度である.また,より複雑な神経走行の描出に関しては,解像度の問題とも密接に関係するが,方向の異なる線維が同一ボクセル内に存在するとpartial volume効果によって異方性が相殺され,追跡を止めてしまうことがある.反対に異方性を持ちさえすればトラクトをし続け,実際にはありえない構造を描出することもある.この事実は,DTTが実際の解剖学的構造を必ずしも反映しないことを示している.われわれは誤ったトラクトを描出させないため,FA閾値の検討を行ったり,異方性の追跡の際に急な方向転換を防ぐために追跡角度にも閾値を設けたり,ROIの設定を工夫することで対処してきた[7].

FAの設定に関しては過去の報告では,部位毎やモデル毎に異なる至適FA閾値が報告・提唱されている.ヒトの脳の解析ではFA＞0.20〜0.30以上が提唱されており,ラットの末梢神経での解析[12]では,FA＞0.40以上,コモンマーモセット脊髄での解析では同様に,FA＞0.40以上が至適FA閾値であることが報告されている.このことは,DTTでの解析条件が関心領域やモデルによって大きく異なることを示唆しており,今後臨床研究をさらに推進するにあたっては,最適な条件を検討して設定する必要があると考える.

文献

1) Song SK, Sun SW, Ramsbottom MJ et al : Dysmyelination revealed through MRI as increased radial (but unchanged axial) diffusion of water. Neuroimage 17 : 1429-1436, 2002
2) Zhang J, Jones M, DeBoy CA et al : Diffusion tensor magnetic resonance imaging of Wallerian degeneration in rat spinal cord after dorsal root axotomy. J Neurosci 29 : 3160-3171, 2009
3) Mori S, Zhang J : Principles of diffusion tensor imaging and its applications to basic neuroscience research. Neuron 51 : 527-539, 2006
4) Fujiyoshi K, Yamada M, Nakamura M et al : In vivo tracing of neural tracts in the intact and injured spinal cord of marmosets by diffusion tensor tractography. J Neurosci 27 : 11991-11998, 2007
5) Fujiyoshi K, Konomi T, Yamada M et al : Diffusion tensor imaging and tractography of the spinal cord: from experimental studies to clinical application. Exp Neurol 242 : 74-82, 2013
6) Konomi T, Fujiyoshi K, Hikishima K et al : Conditions for quantitative evaluation of injured spinal cord by in vivo diffusion tensor imaging and tractography: preclinical longitudinal study in common marmosets. Neuroimage 63 : 1841-1853, 2012
7) Eidelberg E, Story JL, Walden JG et al : Anatomical correlates of return of locomotor function after partial spinal cord lesions in cats. Exp Brain Res 42 : 81-88, 1981
8) Windle WF, Smart JO, Beers JJ : Residual function after subtotal spinal cord transection in adult cats. Neurology 8 : 518-521, 1958
9) Takano M, Komaki Y, Hikishima K et al : In vivo tracing of neural tracts in tiptoe walking Yoshimura mice by diffusion tensor tractography. Spine (Phila Pa 1976) 38 : E66-72, 2013
10) Nakamura M, Fujiyoshi K, Tsuji O et al : Clinical significance of diffusion tensor tractography as a predictor of functional recovery after laminoplasty in patients with cervical compressive myelopathy. J Neurosurg Spine 17 : 147-152, 2012
11) Chang Y, Jung TD, Yoo DS et al : Diffusion tensor imaging and fiber tractography of patients with cervical spinal cord injury. J Neurotrauma 27 : 2033-2040, 2010
12) Takagi T, Nakamura M, Yamada M et al : Visualization of peripheral nerve degeneration and regeneration: monitoring with diffusion tensor tractography. Neuroimage 44 : 884-892, 2009

* * *

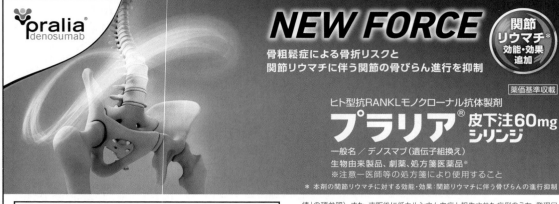

プラリア® 皮下注60mg シリンジ

ヒト型抗RANKLモノクローナル抗体製剤
一般名／デノスマブ（遺伝子組換え）
生物由来製品、劇薬、処方箋医薬品※
※注意―医師等の処方箋により使用すること

骨粗鬆症による骨折リスクと
関節リウマチに伴う関節の骨びらん進行を抑制

関節リウマチ* 効能・効果 追加

薬価基準収載

* 本剤の関節リウマチに対する効能・効果：関節リウマチに伴う骨びらんの進行抑制

【禁 忌】（次の患者には投与しないこと）
1. 本剤の成分に対し過敏症の既往歴のある患者
2. 低カルシウム血症の患者（「重要な基本的注意」の項参照）
3. 妊婦又は妊娠している可能性のある婦人（「妊婦、産婦、授乳婦等への投与」の項参照）

【効能・効果】
1. 骨粗鬆症
2. 関節リウマチに伴う骨びらんの進行抑制

〈効能・効果に関連する使用上の注意〉
1. 骨粗鬆症
 日本骨代謝学会の診断基準等を参考に、骨粗鬆症との診断が確定している患者を対象とすること。
2. 関節リウマチに伴う骨びらんの進行抑制
 （1）本剤は、メトトレキサート等の抗炎症作用を有する抗リウマチ薬による適切な治療を行っても、画像検査で骨びらんの進行が認められる場合に使用すること。
 （2）臨床試験（投与期間：1年間）において、骨びらんの進行を抑制する効果は認められているが、関節症状又は身体機能を改善する効果、関節裂隙の狭小化を抑制する効果は認められていない。「臨床成績」の項の内容及び本剤が抗リウマチ薬の補助的な位置付けの薬剤であることを十分に理解した上で、適応患者を選択すること。

【用法・用量】
1. 骨粗鬆症
 通常、成人にはデノスマブ（遺伝子組換え）として60mgを6ヵ月に1回、皮下投与する。
2. 関節リウマチに伴う骨びらんの進行抑制
 通常、成人にはデノスマブ（遺伝子組換え）として60mgを6ヵ月に1回、皮下投与する。なお、6ヵ月に1回の投与においても、骨びらんの進行が認められる場合には、3ヵ月に1回、皮下投与することができる。

〈用法・用量に関連する使用上の注意〉
本剤を関節リウマチに伴う骨びらんの進行抑制に使用する場合には次の点に注意すること。1. メトトレキサート等の抗炎症作用を有する抗リウマチ薬と併用すること。2. 6ヵ月に1回の投与においても、関節の画像検査で骨びらんの進行が認められる場合には、併用する抗リウマチ薬の増量等、より適切な関節リウマチの治療への変更を検討し、本剤のベネフィットとリスクを勘案した上で、3ヵ月に1回の投与を考慮すること。

【使用上の注意】
1. 慎重投与（次の患者には慎重に投与すること）
 （1）低カルシウム血症を起こすおそれのある患者［低カルシウム血症が発現するおそれがある］（「重要な基本的注意」の項参照）。］ （2）重度の腎機能障害のある患者［使用経験が少ない。低カルシウム血症を起こすおそれがある］。
2. 重要な基本的注意
 （1）本剤はランマークと同一成分（デノスマブ）を含むため、本剤投与中の患者にはランマークの投与を避けること。（2）骨粗鬆症を合併している関節リウマチ患者で、本剤以外の骨粗鬆症治療薬が使用されている場合、これらの薬剤について投与継続の要否を検討すること。 （3）関節リウマチに伴う骨びらんの進行抑制を目的として本剤を使用する場合には、関節リウマチの薬物治療について十分な知識・経験を持つ医師のもとで使用すること。 （4）本剤投与開始前に血清補正カルシウム値を確認すること。低カルシウム血症のある患者には本剤投与前に低カルシウム血症を治療すること。（5）本剤投与により低カルシウム血症があらわれることがあるため、血清補正カルシウム値が高値でない限り、毎日カルシウム及びビタミンDの経口補充のもとに本剤を投与すること。ただし、腎機能障害患者や、既に活性型ビタミンDを使用している患者においては、適宜、活性型ビタミンDを使用するとともに、カルシウムについては投与の必要性を判断し、投与量を調整すること。また、投与開始後早期及びその後も定期的に血清補正カルシウム値を測定し、血清補正カルシウム値の変動や、痙攣、しびれ、失見当識等の症状に注意すること。なお、本剤の国内第Ⅲ相臨床試験では、全ての患者に対して、治験期間中に毎日少なくとも600mgのカルシウム及び400IUの天然型ビタミンDが補充された（「重要な副作用」、「臨床成績」の項参照）。また、市販後に低カルシウム血症と報告された症例のうち、発現日が確認できた症例の約半数は、初回投与から7日以内の発現であった。（6）骨粗鬆症の場合、骨粗鬆症の発症にエストロゲン欠乏、加齢以外の要因が関与していることもあるので、治療に際してはこのような要因を考慮する必要がある。（7）顎骨壊死・顎骨骨髄炎があらわれることがあり、本剤の長期投与により発現率が増加する可能性がある。報告された症例の多くが抜歯等の顎骨に対する侵襲的な歯科処置や局所感染に関連して発現している。リスク因子としては、悪性腫瘍、化学療法、血管新生阻害薬、コルチコステロイド治療、放射線療法、口腔の不衛生、歯科処置の既往等が知られている。本剤の投与開始前は口腔内の管理状態を確認し、必要に応じて、患者に対し適切な歯科検査を受け、侵襲的な歯科処置をできる限り済ませておくよう指導すること。本剤投与中に侵襲的な歯科処置が必要になった場合には、本剤の休薬等を考慮すること。また、口腔内を清潔に保つこと、定期的な歯科検査を受けること、歯科受診時に本剤の使用を歯科医師に告知して侵襲的な歯科処置はできる限り避けることなどを患者に十分説明し、異常が認められた場合には、直ちに歯科・口腔外科を受診するように指導すること（「重大な副作用」の項参照）。 （8）本剤又はビスホスホネート系薬剤を投与中の患者において、非外傷性の大腿骨転子下及び近位大腿骨骨幹部の非定型骨折が発現したとの報告がある。これらの報告では、完全骨折が起こる数週間から数ヵ月前に大腿部や鼠径部等において前駆痛が認められている報告もあることから、本剤の投与開始前にこのような症状が認められた場合には、X線検査等を行い、適切な処置を行うこと。また、両側性の骨折が生じる可能性があることから、片側で非定型骨折が起きた場合には、反対側の大腿骨の症状等を確認し、X線検査を行うなど、慎重に継続投与すること。X線検査時には骨皮質の肥厚等、特徴的な画像所見がみられており、そのような場合には適切な処置を行うこと。 （9）骨粗鬆症患者において、本剤治療中止後、骨吸収が一過性に亢進し、多発性椎体骨折があらわれることがあるので、本剤を中止する場合には、本剤治療中止後に骨吸収抑制薬の使用を考慮すること（「重大な副作用」、「臨床成績」の項参照）。 （10）本剤のシリンジ注射針カバーは、天然ゴム（ラテックス）を含み、アレルギー反応を起こすことがあるので、使用に際し、問診を行うこと。観察を十分に行い、異常が認められた場合には投与を中止し、適切な処置を行うこと。
3. 副作用
 〈骨粗鬆症〉骨粗鬆症患者を対象とした国内第Ⅲ相臨床試験において、総症例881例中159例（18.0%）に副作用（臨床検査値異常を含む）が認められた。主なものは、低カルシウム血症7例（0.8%）、背部痛7例（0.8%）、γ-GTP上昇7例（0.8%）、高血圧7例（0.8%）、湿疹6例（0.7%）、関節痛5例（0.6%）等であった。〔承認時〕
 〈関節リウマチに伴う骨びらんの進行抑制〉関節リウマチ患者を対象とした国内第Ⅲ相臨床試験において、総症例651例中152例（23.3%）に副作用（臨床検査値異常を含む）が認められた。主なものは、慢性胃炎16例（2.5%）、低カルシウム血症14例（2.2%）等であった。〔承認時〕
 （1）重大な副作用 1）低カルシウム血症（1.4%）：QT延長、痙攣、テタニー、しびれ、失見当識等を伴う低カルシウム血症があらわれることがあるので、観察を十分に行うこと。低カルシウム血症が認められた場合には、カルシウム及びビタミンDの補充に加えて、緊急時には、カルシウムの点滴投与を併用するなど、適切な処置を速やかに行うこと。 2）顎骨壊死・顎骨骨髄炎（0.1%）：顎骨壊死・顎骨骨髄炎があらわれることがあるので、観察を十分に行い、異常が認められた場合には投与を中止するなど、適切な処置を行うこと。 3）アナフィラキシー（頻度不明注)）：アナフィラキシーがあらわれることがあるので、観察を十分に行い、異常が認められた場合には投与を中止し、適切な処置を行うこと。 4）大腿骨転子下及び近位大腿骨骨幹部の非定型骨折（頻度不明注)）：大腿骨転子下及び近位大腿骨骨幹部の非定型骨折を生じることがあるので、観察を十分に行い、異常が認められた場合には投与を中止するなど、適切な処置を行うこと（「重要な基本的注意」の項参照）。 5）治療中止後の多発性椎体骨折（頻度不明注)）：骨粗鬆症患者において、本剤治療中止後、多発性椎体骨折があらわれることがある（「重要な基本的注意」、「臨床成績」の項参照）。 6）重篤な皮膚感染症（頻度不明注)）：重篤な蜂巣炎等の皮膚感染症があらわれることがあるので、観察を十分に行い、発赤、腫脹、疼痛、発熱等の症状が認められた場合には、適切な処置を行うこと。
 注）自発報告又は海外において認められている副作用のため頻度不明。

その他の使用上の注意につきましては製品添付文書をご参照ください。

製造販売元（資料請求先）
第一三共株式会社
東京都中央区日本橋本町3-5-1

提携

AMGEN®

2017年8月作成

Part3 保存療法

特集 / 頚髄症の Up-to-date

頚髄症の自然経過
Natural course of cervical myelopathy

岡田 英次朗* 渡辺 航太* 松本 守雄*
Okada Eijiro　Watanabe Kota　Matsumoto Morio

抄録▶ 運動器疾患の治療において，自然経過を知ることは極めて重要な情報となる．本項では健常人ボランティアの頚椎加齢性変化について述べたのちに，頚椎症性脊髄症，頚椎椎間板ヘルニア，後縦靱帯骨化症による頚髄症の自然経過について概説する．

Key Words 頚髄症，MRI，頚椎症性脊髄症，頚椎椎間板ヘルニア，頚椎後縦靱帯骨化症

*慶應義塾大学医学部 整形外科

はじめに

加齢の影響を受けやすい運動器疾患では，その自然経過を知ることは患者への適切な情報提供や治療法選択のために極めて重要である．経過観察あるいは保存療法例の研究は過去から行われてきたが，近年ではMRIを用いた，より詳細な研究が報告されている．

本項では各頚椎疾患による頚髄症の自然経過について概説する．

頚椎加齢性変化

健常者の頚椎加齢性変化に関する情報は，頚椎変性疾患の治療を行ううえで参考となる．1986年，Goreら[1]は200名の健常人ボランティアの単純X線を評価し，60歳以上では男性の95％，女性の70％に画像上の加齢性変化がみられることを報告した．さらにその10年後，200名のうち159名の単純X線写真を用いて再評価を行い[2]，15％に頚部痛などの臨床症状の発生がみられ，特にC6-7の変性所見がみられた症例では頚部痛の出現頻度が高かったと報告している．

Matsumotoら[3]は1994年から1996年にかけて497名の無症候性健常者頚椎MRIを撮像し，無症候性健常者でも加齢とともに椎間板輝度低下，後方突出，脊髄圧迫などの陽性所見の頻度が増加することを明らかにした．椎間板変性は10歳代では稀で，20代では男性17％，女性12％にみられたのに対して60歳以上では男性86％，女性89％と多くにみられ，脊髄圧迫は7.6％にみられ，そのほとんどが50歳以上であったことを報告している．その後の2009年，Okadaら[4]は前回調査された健常者のMRIを再度撮影し，MRI上の頚椎加齢変化の縦断的評価を行った．前回参加した497名のうち223名（経過観察率44.9％，初回撮像時平均年齢39.0歳）が平均11.7年間追跡調査された．MRIの評価項目として椎間板輝度低下，脊髄前方圧迫，椎間板後方突出，椎間板高低下，椎間孔狭窄をMatsumotoの分類[3]（表1）を用いて評価した．項目ごとの評価では椎間板輝度低下59.6％，脊髄前方圧迫61.4％，椎間板後方突出70.0％，椎間板高低下26.9％，椎間孔狭窄9.0％で頚椎加齢性変化の進行を認め，初回撮像時には無症候であったが，経過観

表1 MRIでの頚椎加齢性変化の評価

1) 椎間板輝度低下（脳脊髄液との比較）
　Grade 0：正常
　Grade 1：輝度低下（信号あり）
　Grade 2：高度低下（ほぼ無信号）

2) 硬膜管前方圧迫
　Grade 0：なし
　Grade 1：あり（硬膜の圧迫のみ）
　Grade 2：あり（脊髄径の1/3以下の圧迫）
　Grade 3：あり（脊髄径の1/3以上の圧迫）

3) 椎間板後方突出
　Grade 0：突出なし
　Grade 1：突出あり

4) 椎間板高低下
　Grade 0：なし　隣接上位正常椎間の75％以上
　Grade 1：隣接上位正常椎間の50％以上75％未満
　Grade 2：隣接上位正常椎間の50％未満

5) 椎間孔狭窄
　Grade 0：狭窄なし
　Grade 1：狭窄あり

（文献3より引用）

察時には34.1％に頚椎に関連する臨床症状が発生していたことを報告した．また，Okadaら[5]は同じ対象のうち単純X線写真での検討が可能であった113名の頚椎加齢性変化と頚椎アライメントの関連を調査した結果，40歳以上で頚椎アライメントが非前弯型のものは高い頻度で椎間板変性の進行がみられたが，頚椎アライメントと将来の臨床症状の発生には関連がなかったことを報告した．また，このデータを対照として腰椎椎間板ヘルニアに対して治療を行った51名の頚椎加齢性変化を調査した研究[6]では，腰椎椎間板ヘルニア患者では98.0％と，健常人ボランティアの88.5％よりも有意に高頻度に頚椎加齢性変化所見が認められ，頚椎椎間板変性は腰椎椎間変性と密接に関連していたことを示した．

頚椎椎間板ヘルニア

頚椎椎間板ヘルニアによる神経根症は保存療法により症状の改善が得られることが報告されている．2009年，Kuijperら[7]は頚椎椎間板ヘルニアにより神経根症状を呈した205例を経過観察群，頚椎カラー使用群，理学療法群の3群にランダムに振り分けて比較研究を行った．頚椎カラー使用群，理学療法群では経過観察群に比べて有意に良好な改善がみられたが，経過観察のみを施行した群においても神経症状の改善がみられたことを報告している．一方，頚椎椎間板ヘルニアにより頚髄症をきたした場合には，脊髄の不可逆性変化が起こりうることから早期の除圧術が施行されることが多い．しかし，ヘルニアの縮小とともに頚髄症が軽快する症例も存在することから，特に軽症例には保存療法の適応があると考えられる．2001年，Matsumotoら[8]は頚髄症をきたした頚椎椎間板ヘルニア27例を最低2年間の調査を行い，自然消退による症状の改善がみられたものと，消退のみられなかったものについてMRIによるヘルニア形態の比較を行った．その結果，MRI矢状断像でdiffuse typeのもの，横断像でmedian typeを示す椎間板ヘルニアは自然縮小する可能性が高く，神経症状の予後は比較的良好であるため保存療法を行う価値があると報告した．

頚椎症性脊髄症（図1）

頚髄症の原因として最も頻度の多い疾患であり，現在までにいくつかの自然経過の報告[9-15]がされている（表2）．1956年，ClarkeとRobinson[13]は120名の頚椎症性脊髄症患者を後ろ向きに調査した．75％ではなんらかのきっかけで症状が進行し，20％でも徐々に悪化がみられ，ほとんどの症例で症状の進行がみられたと報告した．1984年，Barnesら[9]は頚椎症性脊髄症45例を単純X線側面像の前後屈位により評価し，可動域の大きいものでは小さいものよりも自然経過にて脊髄症状が悪化する傾向がみられることから，可動域の大きいものでは症状の悪

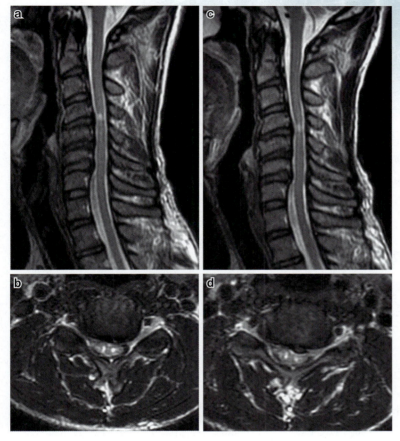

図1 症例提示

39歳男性．左優位の両側上肢のしびれを主訴に来院した．

初診時頸椎MRI：
a）T2強調画像：後弯変形を伴う頸椎症とC4-5椎間での脊髄高輝度変化を認める．
b）C4-5椎間板レベル横断像：正中―左優位の脊髄圧迫を認め，脊髄高輝度変化を認める．

症状は軽く手術治療は希望しなかったために生活指導と経過観察を行った．

初診より8年後：
c）頸椎MRI T2強調画像：圧迫の程度は変わらず，脊髄輝度変化の領域も増大していない．
d）C4-5椎間板レベル横断像：脊髄前方圧迫の進行を認める．

表2 頸髄症症状の自然経過

著者	発行年	経過観察期間	悪化(%)	不変(%)	改善(%)
Barnesら[8]	1984年	8.2年	13	67	20
Nakamuraら[14]	1998年				
上肢症状		6年	0	45	55
下肢症状		6年	3	39	57
Yoshimatsuら[10]	2001年	2.5年	62	15	23
Shimomuraら[13]	2007年	3年	19.6	80.4 †	
Sumiら[9]	2012年	6.5年	25.5	74.5 †	
Oshimaら[11]	2013年	6.5年	40	60 †	

（†改善または不変と記載）　　　　　　　　　　（文献15より引用改変）

化により手術適応となる可能性が高いことを報告した．1998年，Nakamuraら[16]は頸椎症性脊髄症64例を直達・介達牽引および頸椎カラーによる積極的な保存療法を行い，調査時に上肢運動機能は34％，下肢運動機能は28％に運動機能障害がみられず，多くは改善傾向であったために保存療法は有効であったと報告している．Shimomuraら[14]はJOAスコアが13点以上の中

等度頚髄症患者70例を調査し，経過観察時に約80％の症例では症状は維持されていたが，MRIの横断像にて全周性に脊髄圧迫の認められたものでは脊髄症状の進行が多くみられたと報告している．2012年，Sumiら[10]は頚椎症性脊髄症患者を平均94か月間，経過観察を行い悪化は25.5％でみられ，74.5％では症状は非進行性であったことを報告した．進行例は頚椎MRIの横断像においてangular-edged deformity typeが多かったことから，頚髄症悪化の危険因子として注意するように警告している．

後縦靱帯骨化症

2003年，Matsunagaら[17]は頚椎後縦靱帯骨化症患者450名のうち，手術を施行せず経過観察を行った36例を平均17.6年にわたり調査した．初診時に頚髄症のみられなかったもののうち17％は経過観察時に頚髄症を発症し，初診時すでに頚髄症を呈していたものでは65％で症状の悪化がみられた．60％以上の骨化占拠率が頚髄症発症のリスク因子であったことを報告している．さらにKaplan-Meier法による分析の結果，初診時に頚髄症のみられないもののうち71％が30年間頚髄症を呈さなかったと報告している．また，CTによる解析では横断像において正中部のみに骨化巣がみられるものよりも，外側まで存在するものの方が調査時に脊髄症の悪化を生じたことを報告している．さらにMatsunagaら[18]は後縦靱帯骨化症156例を平均10.3年間追跡した多施設研究を行い，60％以上の骨化占拠率がみられたものでは全例頚髄症を呈し，60％未満のものでは49％しか頚髄症を発症しなかったことを報告している．また，後縦靱帯骨化症では転倒により急激に神経症状が悪化することが知られており，本研究では9.6％が外傷を契機に脊髄症をきたしていた．Jungら[19]の研究では転倒などの外傷により頚髄症を発症する後縦靱帯骨化症の特徴は脊柱管狭窄が強いものであり，外傷を契機に発症した症例では，たとえ手術を施行しても予後が不良であったことから，頚髄症をきたしていない場合でも十分な生活指導を行うことが重要であると考えられる．

まとめ

現在までの頚髄症の自然経過について原因疾患別に概説した．軽症例の自然経過は必ずしも不良ではなく保存的に経過観察が可能な症例は少なくないと考えられる．その際，症状に加えてCTやMRIなどの画像所見を十分に検討したうえで適切な治療法選択を行う必要がある．また，転倒などを契機に症状が悪化した例では不可逆的麻痺になる可能性があるため，進行例では早期に手術による脊髄除圧を行う必要があると考えられる．

文　献

1) Gore DR, Sepic SB, Gardner GM : Roentgenographic findings of the cervical spine in asymptomatic people. Spine (Phila Pa 1976) 11 : 521–524, 1986
2) Gore DR : Roentgenographic findings in the cervical spine in asymptomatic persons: a ten-year follow-up. Spine (Phila Pa 1976) 26 : 2463–2466, 2001
3) Matsumoto M, Fujimura Y, Suzuki N et al : MRI of cervical intervertebral discs in asymptomatic subjects. J Bone Joint Surg Br 80 : 19–24, 1998
4) Okada E, Matsumoto M, Ichihara D et al : Aging of the cervical spine in healthy volunteers: a 10-year longitudinal magnetic resonance imaging study. Spine (Phila Pa 1976) 34 : 706–712, 2009
5) Okada E, Matsumoto M, Ichihara D et al : Does the sagittal alignment of the cervical spine have an impact on disk degeneration? Minimum 10-year follow-up of asymptomatic volunteers. Eur Spine J 18 : 1644–1651, 2009
6) Okada E, Matsumoto M, Fujiwara H et al : Disc degeneration of cervical spine on MRI in patients with lumbar disc herniation: comparison study with asymptomatic volunteers. Eur Spine J 20 : 585–591, 2011
7) Kuijper B, Tans JT, Beelen A et al : Cervical collar or physiotherapy versus wait and see policy for recent onset cervical radiculopathy: randomised trial. BMJ

339 : b3883, 2009
8) Matsumoto M, Chiba K, Ishikawa M et al : Relationships between outcomes of conservative treatment and magnetic resonance imaging findings in patients with mild cervical myelopathy caused by soft disc herniations. Spine (Phila Pa 1976) 26 : 1592–1598, 2001
9) Barnes MP, Saunders M : The effect of cervical mobility on the natural history of cervical spondylotic myelopathy. J Neurol Neurosurg Psychiatry 47 : 17–20, 1984
10) Sumi M, Miyamoto H, Suzuki T et al : Prospective cohort study of mild cervical spondylotic myelopathy without surgical treatment. J Neurosurg Spine 16 : 8–14, 2012
11) Yoshimatsu H, Nagata K, Goto H et al : Conservative treatment for cervical spondylotic myelopathy. prediction of treatment effects by multivariate analysis. Spine J : 269–273, 2001
12) Oshima Y, Seichi A, Takeshita K et al : Natural course and prognostic factors in patients with mild cervical spondylotic myelopathy with increased signal intensity on T2-weighted magnetic resonance imaging. Spine (Phila Pa 1976) 37 : 1909–1913, 2012
13) Clarke E, Robinson PK : Cervical myelopathy: a complication of cervical spondylosis. Brain 79 : 483–510, 1956
14) Shimomura T, Sumi M, Nishida K et al : Prognostic factors for deterioration of patients with cervical spondylotic myelopathy after nonsurgical treatment. Spine (Phila Pa 1976) 32 : 2474–2479, 2007
15) Karadimas SK, Erwin WM, Ely CG et al : Pathophysiology and natural history of cervical spondylotic myelopathy. Spine (Phila Pa 1976) 38 (22 Suppl 1) : S21–36, 2013
16) Nakamura K, Kurokawa T, Hoshino Y et al : Conservative treatment for cervical spondylotic myelopathy: achievement and sustainability of a level of "no disability". J Spinal Disord 11 : 175–179, 1998
17) Matsunaga S, Sakou T, Taketomi E et al : Clinical course of patients with ossification of the posterior longitudinal ligament: a minimum 10-year cohort study. J Neurosurg 100 (3 Suppl Spine) : 245–248, 2004
18) Matsunaga S, Nakamura K, Seichi A et al : Radiographic predictors for the development of myelopathy in patients with ossification of the posterior longitudinal ligament: a multicenter cohort study. Spine (Phila Pa 1976) 33 : 2648–2650, 2008
19) Jung JM, Chung CK, Kim CH et al : Risk Factors and Prognosis for Acute Progression of Myelopathic Symptoms in Patients with Ossification of The Posterior Longitudinal Ligament After Minor Trauma. Spine (Phila Pa 1976), 2017

*   *   *

人々に驚きと喜びをもたらす新しい価値は、
想像を超えたところで、発見される。
常識の枠にとらわれることのない発想と
アプローチが、世界を変えてゆく。
中外製薬は、世界トップクラスの研究開発力と創造性で、
まだ有効な治療法がない領域で新薬を生み出し、
待ち望んでいた多くの人々の新しい時間を
生み出しつづける。

新薬が 生まれる。
世界が 変わってゆく。

創造で、想像を超える。　すべての革新は患者さんのために　CHUGAI 中外製薬

Roche ロシュ グループ

Part3 保存療法

特集／頚髄症のUp-to-date

頚髄症に対する保存療法の実際
Conservation therapy for cervical myelopathy

蜂谷 裕道*
Hachiya Yudo

抄録 ▶ 頚部脊髄症(頚髄症)はさまざまな原因により頚椎部で脊髄が圧迫されて引き起こされる脊髄症状を有する疾患である．根本的な治療には手術的治療により脊髄の圧迫を取り除くことが必要である．しかし，安静や牽引療法，頚椎装具の装着により頚椎の安定性を保つことによって脊髄症状が改善することもしばしば経験する．頚髄症に対する保存療法の実際を解説する．

Key Words 頚部脊髄症（cervical spondylotic myelopathy），保存療法（conservative therapy），自然経過 (natural course)

*はちや整形外科病院

はじめに

頚髄症は頚椎部において，骨棘や椎間板ヘルニア，靱帯骨化など，なんらかの原因で脊髄が圧迫されることにより脊髄障害が起こり，さまざまな症状発現をきたす疾患である．したがって，脊髄の圧迫を取り除くことが本来の治療であるが，これには手術療法が不可欠である．しかしながら，安静や牽引療法，頚椎装具の装着により頚椎の安定性を保つことによって脊髄症状が改善することもしばしば経験する．しかし，この治療効果が長期にわたって維持できる保証はなく，脊髄症状の再燃が確認されたなら，いたずらに手術の時期を遅らせるべきではない．各種保存療法の効果が確認できない場合は，即刻手術的治療による脊髄の除圧術を考慮すべきである．脊髄の圧迫が長期にわたると白質のみならず，灰白質にまで変性が及び，たとえ手術によって脊髄圧迫を取り除いたとしても症状の回復が困難となる場合もある．この項では頚髄症に対する保存療法の実際を解説する．

頚髄症の自然経過

Clarkeらは120症例中75％が一時的に悪化を経験し，そのうち2/3が悪化し，1/3は不変，20％の症例がゆっくり進行し，急激に悪化する症例は5％で，改善する症例は稀であると報告している[1]．また，Leesらは44症例の頚髄症を最長32年間，平均7年間経過観察し，完全に改善する症例は認めないものの，おおむね慢性の経過をたどり，予後は比較的良好であると報告している．一時的に症状が増悪する症例も認められるが，その後症状は改善するか安定し，常に進行性に症状が悪化する症例は稀と報告している．しかし，手術に至った症例も8例，18％存在し，さまざまな経過をたどるとしている[2]．さらにNurickらは37症例を保存的に，45症例を椎弓切除術で治療し，その両者を比較検討したところ，統計的な有意差は認めなかったものの，椎弓切除術は重症患者以外には有効であったと報告している．さらに初診時に症状が軽微な症例は経過も良好であるが，重症例は経過も

よくないと報告している[3-5].

保存療法の実際

1. 頸椎カラーの使用

頸椎の安静を保つために頸椎カラーを使用する．頸椎の不安定性がない症例ではソフトカラーでもよいが，頸椎の不安定性を有する場合，ポリネックなどのハードカラーが選択される．さらに高度な不安定性を有する症例は場合によってはHalo vestを装着させ，頸椎の安定を図る場合もある．

2. 牽引療法

通院で能動型自動間欠牽引装置を用いた間欠牽引が行われることがある．しかし長時間の牽引は難しく，その効果は不定である．入院して行うGlisson牽引や，CrutchfieldやBarton牽引などの頭蓋直達牽引は数時間の持続牽引が可能であり，効果が期待できる．Glisson牽引は頸椎を伸展位に強制させないように十分な注意が必要で通常2〜3 kgで行うが，持続して牽引すると顎関節痛や歯芽痛が出現することがあり，連続的な牽引を行う場合，頭蓋直達牽引の方が適している．頭蓋直達牽引は頸椎軽度屈曲位にて4〜5 kgの重錘で牽引する．病床の頭側を高くして牽引することで効果を高めることができる．

3. 薬物療法

通常の状態で薬物を使用することは少なく，外傷や軽微な外力で脊髄症が急速に悪化した場合などステロイドを使用することがある．実際にはデキサメサゾン4〜8 mgを数日間静注し離脱の際には漸減している．ステロイドの大量療法が有効との報告もあるが，薬物療法だけで治療することはなく，他の治療法と併用している．

文　献

1) Clarke E, Robinson PK : Cervical myelopathy. A complication of cervical spondylosis. Brain 79 : 483–510, 1956
2) Lees F, Turner J : Natural history and prognosis of cervical spondylosis. Br Med J 2 : 1607–1610, 1963
3) Nurick S : The natural history and the results of surgical treatment of the spinal cord disorder associated with cervical spondylosis. Brain 95 : 101–105, 1972
4) Barnes MP, Saunders M : The effect of cervical mobility on the natural history of cervical spondylotic myelopathy. J Neurol Neurosurg Psychiatry 471 : 17–20, 1984
5) Sadasivan KK, Reddy RP, Albright JA : The natural history of cervical spondylotic myelopathy. Yale J Biol Med 66 : 235–242, 1993

＊　　　＊　　　＊

Part4 手術療法

特集／頚髄症の Up-to-date

前方固定術
Anterior cervical decompression and fusion methods

進藤 重雄*
Shindo Shigeo

抄録▶ 頚髄症の中には頚椎椎弓形成術では対応困難または不能な症例は確実に存在する．そのような症例では前方手術が必要なことが多く，前方手術に習熟していないと対応困難である．前方手術の適応疾患，手術法のバリエーションについて紹介し，前方手術のアプローチ，除圧，骨移植，plate固定の手技について解説し，合併症の種類，予防法について説明する．

Key Words　頚髄症（cervical myelopathy），頚椎前方除圧固定術（anterior cervical decompression and fusion methods），頚椎 plate（anterior cervical plate），移植骨（graft），手術手技（surgical method and technic），合併症（complication）

*九段坂病院 整形外科

はじめに

　頚髄症の手術治療としての頚椎前方除圧固定術の歴史は古く，1960年代よりCloward法[1]，Smith-Robinson法[2]など単椎間や，分節性の前方固定術が行われていた．その当時の後方法はケリソンでの椎弓切除であり器械による圧迫や一つずつ椎弓切除を行うため段差除圧となって満足のいく手術成績ではなかった．1970年代には前方法においても椎体亜全摘による広範囲除圧術などの改良進歩もあったが，後方手術ではairtomeの開発と，桐田らにより広範囲同時除圧椎弓切除術[3]が開発され，後方法でも安全に手術が可能となった．1980年代にはさまざまな椎弓形成術が行われ後方手術の黄金期となった．2000年代には椎弓形成術では手術成績が安定しないまたは劣る症例，すなわち骨化占拠率の高度な頚椎後縦靱帯骨化症や後弯を呈する頚髄症などが報告され，椎弓形成術単独ではすべての症例に対処できないと認識されるようになっ

た[4,5]．後方手術では軸性疼痛，Alignment異常など筋肉，支持組織の破綻を起こす場合があるのに対し，前方法では軟部組織，筋組織の損傷は最小限のため疼痛や，変形を生じる可能性が低いなどの利点がある．治療成績を向上すべく症例ごとに病態を把握し前方法と後方法のどちらの術式を選択するか十分検討したうえで決定する必要がある．

前方法の適応疾患

　脊柱管が狭小な頚髄症に対しては，前方法は後療法や合併症の問題，隣接椎間障害などを考慮すると後方法の適応であろう．前方法は前方からの圧迫の顕著な疾患，すなわち頚椎椎間板ヘルニア，高占拠率の巨大頚椎後縦靱帯骨化症などがよい適応である．後弯変形を伴った頚髄症も椎弓形成術単独では成績が劣るとされており，前方法の適応である．最近は後方除圧に後方固定術を加える術式で対応するという意見もあるが，神経合併症，隣接椎間障害，続発性の

後弯変形（DJK：Distal Junctional Kyphosis）などの問題が報告されている．それに対し前方法では後方支持組織は保たれるため，続発性の後弯変形は生じにくく，手術侵襲も後方除圧固定術と同等か，かえって少ないと思われる．また頚椎症性筋萎縮症の場合も病態が複雑で，圧迫部位は鉤椎関節の内側部にあることが多く，脊髄，神経根の除圧と，動的因子の除去を達成でき，すべての神経障害因子を同時に除去解除可能な前方除圧固定術が論理的には優れていると思われる．

頚椎前方法の適応範囲

1．適応高位

通常の前方アプローチでC2/3からC6/7まで頚椎のすべての高位に適応可能である．頚椎だけでなく尾側はT3椎体中央まで到達可能である．ただしT2以下の操作には胸骨縦割によるアプローチを必要とすることが多い．上位頚椎であるC1，C2についても口腔アプローチや下顎骨縦割アプローチを用いれば到達は可能である．固定椎間数に関しては安定性とplate長の制限から6椎間が限度である．Halo vestを使用すれば7椎間以上も理論的には可能と思われるが7椎間以上の経験はない．

2．年齢

年齢による制限はなく合併症リスクは，全身状態によると考えられる．過去には80歳代後半の症例に5椎間の前方除圧固定術を適応した経験もある．ただし高齢者では呼吸機能の減退や気道分泌物の増大などによる呼吸器合併症の危険性や骨粗鬆症による移植母床の脆弱性による移植骨の安定性などを考慮すると70歳代後半までの適応にしておいた方が無難であろう．

前方法の術式のバリエーション

前方法にはいくつかのバリエーションが存在するが，前方法は除圧に加えて固定するのが基本術式と考えているため，ここでは椎体にKeyholeを開けての除圧法や，椎間板の部分切除での除圧法については触れない．

椎間板高位を分節性に除圧するACDF（anterior cervical discectomy and fusion）と椎体亜全摘も加えるACCF（anterior cervical corpectomy and fusion）とACDFとACCFを組み合わせたHybrid法がある．これに加え内固定法，移植骨の種類などでさまざまな術式が存在している．

1．ACDFとACCF

椎間板ヘルニアや骨棘など椎間板高位のみに圧迫がある場合はACDFを用いる．椎体高位にも圧迫を認める場合，連続型の後縦靱帯骨化症などにはACCFを適応する．Hybrid法は椎体高位の除圧が必要な部位と，椎間板高位のみの除圧で対応できる部位が混在する場合，椎体亜全摘とACDFを組み合わせて行う方法である．すべての椎体に亜全摘を加えるより安定性がよくなり移植骨の脱転の危険性が減少する（図1）．

2．骨化前方浮上術

頚椎後縦靱帯骨化症（OPLL）の治療法として，山浦らにより多椎間の椎体亜全摘による広範囲前方除圧と骨化巣摘出ではなく骨化巣を前方に浮上させる術式である．骨化浮上に必要な除圧幅の確保のための手技（椎弓根切除，鉤椎関節切除）や骨化巣の菲薄化，離断といった特殊なテクニックも必要となる[6]（図2）．

3．除圧幅

脊髄の除圧のためには椎体後壁の幅通常18 mmから20 mm程度である．頚椎症性筋萎縮症などで鉤椎関節切除（uncectomy）を行う場合は22，23 mm程度，椎間孔の完全解放（前方椎間孔解放術）の場合は25 mm程度になることもある．巨大な後縦靱帯骨化症の症例で，骨化巣が椎体の椎弓根に近接または癒合している場合は椎弓根切除術（pediclectomy）が必要になる．

4．補助固定法

外固定法として単椎間手術の固定では頚椎装

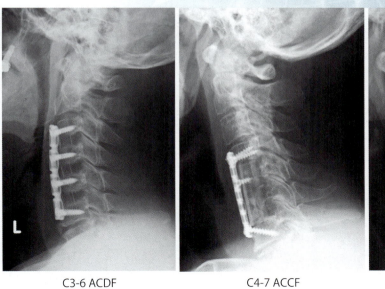

C3-6 ACDF　　　　C4-7 ACCF　　　　C2-6 C6/7 Hybrid

図1

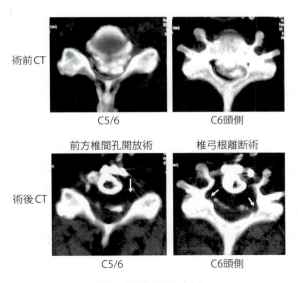

図2　頸椎OPLL症例

具，多椎間手術の場合はHalo vestが用いられる．最近ではHalo vestは頭蓋Pin刺入部の緩み，痛みの問題，vest内の皮膚トラブルや装着期間中の苦痛のため特殊な例以外はplateによる内固定と頸椎装具を用いている．単椎間でも早期離床，外固定期間短縮目的でplateを併用することが多い．

5. 移植骨

腸骨，腓骨，Cageなどが用いられる．Cageの材質もTitan，HA，PEEK，Titan coating PEEKなどいくつかの種類がある．Cage内に挿入する移植骨も局所骨，人工骨，多孔質ハイドロキシアパタイト/コラーゲン(ReFit)[7]などさまざまである．

当院ではACDFの場合はcageと局所骨，ACCFの場合，2椎間では腸骨，3椎間以上では腓骨を用いることが多い．Titan mesh cageでも可能だが骨癒合の遷延，Subsideなどの問題から当院では適用することが少ない．

6. plate固定

頸椎前方plateにより多椎間除圧固定術でもHalo vestのような強固な外固定が不要になった．単椎間固定でCageを移植骨として使用する場合も，癒合期間が遷延する懸念と早期離床，外固定期間の短縮のためplateを併用することが多い[8,9]．

現在の頸椎前方plateはscrew back-outによる食道損傷を防止するためscrew locking systemを備えている．椎体海綿骨でも固定力が得られ

るようにScrew形状も工夫され，椎体後壁を貫く必要はない．Screwとplateの間で可動性を有するsemiconstrained typeの方がscrewと椎体海綿骨との間のストレスが吸収され，Looseningやcut-outが少ないと考えられる．

手術の実際

1. 除圧範囲の決定と設計

頚椎単純X線写真とCTにて除圧範囲，除圧幅，さらに移植骨，plateの長さなども計測し，予測しておく．そのほか横突孔の位置，形態も確認し椎骨動脈の走行異常がないかも調べておく[6,9]．

2. 体位

仰臥位で頭部はドーナツ状枕，項部にはロール枕を置き安定化させる．最近は頚椎の回旋での斜め方向の採掘，回旋位のままでの固定，過伸展位での術中麻痺増悪の回避目的で頚椎中間位，頭部も回旋させない体位で行っている（図3）．

腓骨採取の場合はターニケットを装着し片側下腿を膝屈曲位で架台を用いて挙上しておく．

3. 皮切

C3/4以下の4椎間までは横皮切で可能である．C2まで到達する場合や4椎間以上では胸鎖乳突筋に沿う前外側縦切開を用いる[9]．C2を展開する際には皮切頭側を内側に曲げ下顎中央方向に展開する．左右どちらからでもアプローチ可能である．ただし右側の反回神経には鎖骨下動脈を回旋せず直接迷走神経本幹より分岐する破格が存在すること，右側では反回神経は鎖骨下動脈を回旋しており，下位頚部では迷走神経より分岐してすぐの反回神経が牽引される可能性が高くなるので下位頚椎の手術では左側のアプローチの方が安全である[10]．

4. 展開，アプローチ

胸鎖乳突筋前縁と舌骨筋群の境界を目視，指先で触れて確認する．この部位の浅頚筋膜を切

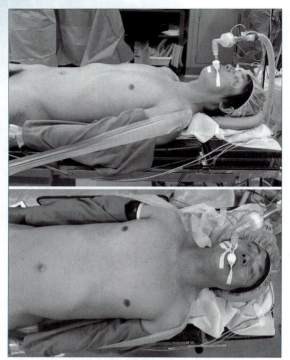

図3　体位

頚椎中間位，頭部も回旋せず中間位である．側面単純X線写真で下位頚椎が撮像できるように両上肢をテープで尾側に牽引している．皮切も正中をやや越える程度の傍正中の横皮切を行う．

離した後は筋鈎やエレバトリウムを用いて筋間の疎性結合織の間を鈍的に分け入る．この際外側に向かいやすく，外側に進入すると頚動脈鞘が露出するので内側に進入するように意識する必要がある．術野を横走する上，下甲状腺動静脈は展開の妨げになれば結紮切離する．同様に必要なら肩甲舌骨筋も切離する．C2高位の展開では上喉頭神経，舌下神経を損傷しないように注意する．

両側頚長筋の内側縁を電気メスで縦切し，椎体中央を横走する分節血管はバイポーラを用いて凝固止血し，粘膜剥離子やコブラスパを用いて椎間レベルの頚長筋を剥離し，多椎間手術の場合は間の椎体レベルを剥離翻転する．鉤椎関節外側縁まで展開したら頚長筋に開創器をかける．左右の十分な視野の確保，斜め方向の採掘

防止のためには椎体を正面から観察できるように開創器を設置すべきである(図4).

5. 除圧
1) 椎間板切除

線維輪を電気メスで横切し小リュエル(骨切除鉗子),髄核鉗子,鋭匙などを用いて髄核を郭清する.

2) 椎体切除幅の設定

両側鉤椎関節外側縁から数mm内側にエアードリルを用いて小孔を穿つ.左右孔の距離をT型メジャーで計測し,必要な除圧幅が確保されているか確認する.この工程は除圧が左右に偏位するのを防止するために必要である.

上下椎体の最深部の閉鎖板をエアードリルで削る.多椎間の場合は椎間板切除を必要な数だけ行い,ACCFの場合,椎体は大型リュエルを用いて除去する(図5-a).海面骨切除の際にbasi-vertebral vesselsからかなり出血することがあるので骨ろうを塗り込んで止血する(図5-b).

3) 椎体後縁の菲薄化,切除

椎体後縁の皮質骨に達したら,椎体後縁を平坦に薄くしていく.ドリルをdiamond burrに換え,各椎間の左右鉤椎関節の立ち上がりを切除し椎間板中央部の閉鎖板を切除する.出血の減少,神経組織への無用な接近を避けるため,PLLを切除せず温存する.ACCFの場合,椎

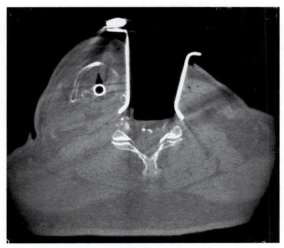

図4 術中CT

体位は頸椎中間位で頭部も回旋させない.アプローチは斜めではなく正中正面から行う.このようにすると視野がよく掘削方向が斜めになるようなディスオリエンテーションを防止できる.

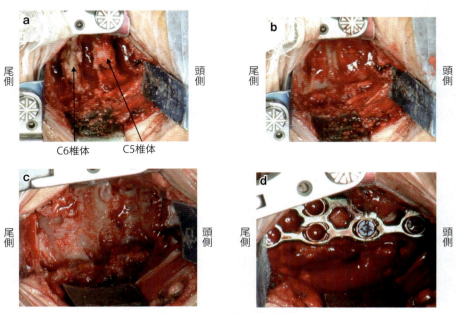

図5 C4-7 ACCFの術中写真

a:椎間板,椎体の終板を除去.b:椎体をリュエルで除去.
c:椎体後壁をairtomeで除去し,除圧終了.PLLは残っている.d:腓骨骨移植,プレート固定.

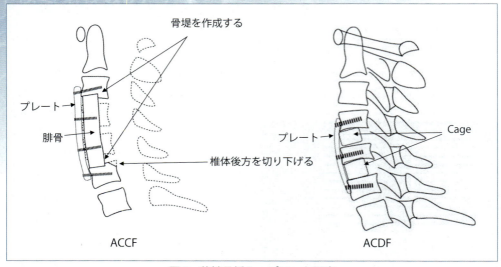

図6 移植骨挿入，プレート固定

尾側椎の頭側終板は温存し，除圧は椎体後方のみ切除するようにする．ACDCでもACCFでも大きすぎる移植骨は禁忌である．スクリューは頭尾側椎体では頭側は刺入方向を頭側方向に，尾側では尾側方向に傾ける．多椎間固定の場合，ACDFならば中間の椎体にもスクリューを刺入し，椎体亜全摘の際は移植骨とプレートを一体化し安定させるため，移植骨にも1，2カ所スクリューを刺入し固定する．

体後壁の皮質骨もエアードリルで除去する（図5-c）．

6．移植骨

移植骨はACDFではCage，ACCFの場合2椎間では腸骨，3椎間以上では支持性に優れた腓骨を用いる．腓骨は強度的に腸骨より勝るため，移植骨の圧潰や横倒れなどのトラブルははるかに少ない．

ACDFでは椎間開大器を用いて椎間を開大して挿入するが大きすぎるCageは沈み込みの原因となるので注意する．

椎体の採型，骨移植

ACCFでは移植骨の打ち込み時の後方逸脱を防止するための骨堤を椎体母床に作成する．ただし尾側はあまり浅いと母床への移植骨の沈み込みや椎体骨折が生じやすくなるので頭側より後方に骨堤にするように注意する．椎体前面に骨棘が存在する場合は，移植骨が浅くなりやすく，plateが椎体前面に接触せず浮き上がった状態になるので，骨棘を切除し，平坦にしておく必要がある．尾側椎の終板はなるべく温存する．尾側椎の除圧は椎体後方のみ切除するようにする．ACCFでは移植骨の長さは母床間の距離を計測した値よりも1，2 mm長めとして，頚椎中間位で助手に頚椎を軽度牽引させた状態で，軽く打ち込むことで挿入できる程度の長さにする．挿入した後に移植骨が簡単に引き抜ける程度にやや短いと感じる長さが適度の長さである．移植骨が短すぎると後弯変形を起こしやすく，逆に長すぎると移植骨の沈み込み，椎体骨折の要因となる．側方でも骨癒合するように移植骨と椎体の間に椎体から採取した海綿骨を充填する．

7．plate固定

上下端のscrew holeが椎体部にあり，plate端が隣接上下隣接椎間板に当たっていないことを確認する．仮固定ピンで固定した際にscrew holeが確実に椎体部で，screw方向も間違いないかX線写真で確認する．移植骨とplateを一体化し安定させるため，移植骨にも1，2か所screwを刺入し固定する．この際移植骨を押し込んだり，逆に引き寄せてしまったりしないよ

うに注意する(図5-d, 図6).

8. 閉創

金属と食道が接触し遅発性の食道瘻を避ける目的で,両側の頸長筋を正中に寄せplateを覆うように縫合する.食道損傷,出血のないことを確認し,持続吸引ドレーンチューブを置き,広頸筋,皮下,皮膚を縫合し閉創する.

9. 後療法

術翌日より(Philadelphia型)頸椎装具を装着しベットアップを行っている.術後2日目より,ドレーンを抜去し端坐位や歩行を許可する.飲水,食事は咽頭浮腫で嚥下困難,誤嚥の可能性があるため医師が直接立ち会って嚥下可能なことを確認してから開始する.外固定期間は症例ごとに異なるが,plate使用の場合単椎間で2から4週間,2椎間で4から6週,3椎間以上で8から12週程度である.

合併症

1. 呼吸障害(気道狭窄),嚥下障害

頸椎前方手術の場合,程度の差はあれ後咽頭腫脹や軌道分泌物の増加は必ず生じ,ある程度の気道狭窄,嚥下障害は避けられないが,1週間程度で改善する.気道狭窄の程度は頸椎側面X線写真による後咽頭の軟部組織陰影の腫脹程度や酸素飽和度をパルスオキシメーターで確認する.この間重篤な気道狭窄を生じていないかよく観察し,必要なら挿管や気管切開を行うが,大抵は酸素投与や坐位,側臥位をとらせるなどで対処可能である[11,12].

2. 嚥下障害

呼吸障害同様後咽頭の腫脹で生じることが多い.通常2,3日で食事摂取可能となるのでそれまで補液などを行えばよい.数週間長期化する嚥下障害は,反回神経麻痺,上喉頭神経麻痺,舌下神経麻痺などが原因のことがあるので,耳鼻科にコンサルトする[11-13].

3. 反回神経麻痺

筋鈎や開創器の圧排で生じる.ほとんどの場合自然軽快し嗄声や誤嚥は1か月程度で回復する[10-12].

4. 椎骨動脈損傷

椎骨動脈損傷を生じた場合,脳虚血,脳梗塞などの重大な合併症を引き起こす可能性がある.術前に椎骨動脈の走行異常がないか術前にCTで確認しておく.除圧の際にディスオリエンテーションし左右に偏位していないか注意する[11,12].

5. 食道損傷(術中損傷,遅発性食道瘻)

術中は頸長筋を剥離翻転しこれの開創器をかけ食道を開創器で直接圧迫しない状態とし,食道が術野に露出しないように保護する.またplateは頸長筋などの軟部組織できちんと覆い遅発性に食道瘻を予防する[11,12].

6. 髄液漏

術後2日目でドレーンから100 mL以上の漿液性排液がある場合,髄液漏を疑いドレーンを抜去する.その後も皮膚縫合部やドレーン孔より髄液が濾出するが通常は2, 3日で停止する.前方除圧術では髄液漏を生じても再縫合や持続くも膜腔ドレナージが必要になることは少ない[14].

7. C5麻痺

前方法でも後方法と同程度に生じる.遅発性の麻痺は脊髄の前方移動や移植骨の横倒れ,沈み込みによる椎間の回旋,横滑りが原因と考えられる.術中のエアードリルによるheat injuryでも起こり得る.一過性であり自然回復するが,改善傾向がなく椎間孔部の狭窄が遺残している場合は再除圧を考慮する.

8. 移植骨脱転

前方除圧術では骨移植も除圧術同様重要な手技である.固定術が稚拙であると術後に移植骨脱転や母床骨折などを引き起こすこととなる.術後に移植骨脱転を生じた場合は,再手術に

より移植骨再挿入を行い，前方固定範囲を延長するか，後方固定術を追加するか，またはhalo vestなど強固な外固定を行う必要がある．

9. 採骨部合併症

腸骨の場合は腸骨骨折，Meralgia paresthetica が，腓骨の場合は腓骨神経麻痺などがある．

10. 術後血腫，感染

後方法と比較して頻度は少ないがやはり生じうる．

11. 隣接椎間障害

長期的には固定隣接椎の椎間板変性を伴って狭窄，脊髄の圧迫が生じうる．頻度は5%から10%程度ある．C3/4，4/5，5/6などの頚髄症の好発部位をすべて含んだ多椎間前方常圧固定術では隣接椎間障害の頻度は低い[15]．

おわりに

頚椎前方手術はその解剖的特徴から手技が複雑で，習得に時間がかかり，また隣接椎間障害の問題などのため敬遠されがちで，十分に検討せず椎弓切除を行うという傾向がある．しかしながら椎弓形成術では対応不可能な病態があることを理解し，前方手技を習得しておくことは必要である．頚椎前方の解剖を習熟し，起こりうる合併症の知識があれば重篤な合併症は予防可能である．前方法は後方支持組織を温存できるため，軸性疼痛や後弯変形など頚椎機能の破綻を生じることはなく，長期に渡り安定した成績が維持できる優れた術式である．

文献

1) Cloward BB : The anterior approach for removal of ruptured cervical disks. J Neurosurg 15 : 602–617, 1958
2) Smith GW, Robinson RA : The treatment of certain cervical spine disorders by anterior removal of the intervertebral disc and interbody fusion. J Bone Joint Surg Am 40 : 607–624, 1958
3) 桐田良人：広範囲・同時除圧式椎弓切除術について．日整会誌 58 : 241–252, 1984
4) 岩崎幹季：椎弓形成術の脊髄後方除圧としての限界．脊椎脊髄ジャーナル 26 : 1047–1054, 2013
5) 平井高志：圧迫性脊髄症に対する前方法と後方法の比較と使い分け 後方法の間接的除圧限界からの視点で．整形外科サージカルテクニック 6 : 53–60, 2016
6) 山浦伊裟吉，黒佐義郎：頚椎後縦靱帯骨化症に対する骨化前方浮上術．整形外科 36 : 1031–1041, 1985
7) 新井嘉容，坂井顕一郎，吉井俊貴，他：骨および軟骨に対する人工・生体材料，組織細胞移植の臨床成績 脊椎 頚椎前方椎体間固定術における新しい人工骨 多孔質ハイドロキシアパタイト／コラーゲンの有用性．別冊整形外科 68 : 101–106, 2015
8) 相庭温臣，望月眞人，門田 領：頚椎前方除圧固定術におけるプレートとケージの役割．整形災害外科 58 : 391–399, 2015
9) 進藤重雄：前方プレートを用いた広範囲頚椎前方除圧固定術―椎体亜全摘による多椎間前方除圧固定―．関節外科 27 : 106–114, 2008
10) 遠藤壮一：頚椎手術（前方法）における反回神経障害と嚥下障害．脊椎脊髄術中・術後のトラブルシューティング，徳橋泰明，三井公彦編，三輪書店，東京，p64–68, 2003
11) Fountas KN, Kapsalaki EZ, Nikolakakos LG et al : Anterior cervical discectomy and Fusion associated Complications. Spine 32 : 2310–2317, 2007
12) 進藤重雄：頚椎前方手術．整形外科 治療と手術の合併症．富士武史編，金原出版，東京，2011, pp156–164
13) 廣田隆一，髙ノ原恭子，他：上喉頭神経内枝麻痺を伴った頚椎前方手術後嚥下障害の2例．耳鼻 55 : S142–S150, 2009
14) 大谷和之，中井 修，進藤重雄，他：術後髄液漏に対する新治癒待機法．脊椎脊髄術中・術後のトラブルシューティング 第2版，徳橋泰明，三井公彦編，三輪書店，東京，2014, pp201–204
15) 進藤重雄，大谷和之，中井 修，他：頚椎前方手術の長期成績：骨化浮上術を含む．脊椎脊髄 19 : 1129–1132, 2006

* * *

Part4 手術療法

特集 / 頚髄症の Up-to-date

棘突起縦割式椎弓形成術
Double-door laminoplasty for degenerative cervical myelopathy

大島　寧*
Oshima Yasushi

抄録▶ 棘突起縦割式椎弓形成術（いわゆる黒川式）は安定した手術成績が得られている．基本的に3椎間以上の脊髄圧迫を有する症例や発育性狭窄の症例が適している．前方手術と異なり術後の嚥下・気道障害を起こすことは少ない．一方，後弯やすべりを呈する症例や，巨大なOPLLの症例には適さない．椎弓間で骨癒合を生じることが多く，可動域は半分程度に低下する．頚半棘筋や項靱帯付着部を温存することで術後頚部痛や後弯変形を軽減しうる．

Key Words 頚椎症性脊髄症（cervical spondylotic myelopathy），後縦靱帯骨化症（ossification of the posterior longitudinal ligament），発育性脊柱管狭窄（developmental canal stenosis）

*東京大学医学部 整形外科学教室

背景

棘突起縦割式椎弓形成術は1980年頃に黒川らによって報告された術式である[1]．それより前に行われていた椎弓切除術では術後に頚椎後弯変形がしばしば起こることが問題点であった．椎弓形成術では椎弓ならびに黄色靱帯が部分的に残ることで後方の支持性がある程度保たれうるとされている．比較的安定した術後成績が得られるため現在に至るまで広く行われている．

適応

除圧の基本コンセプトは広範囲に後方からの圧迫を解除し，脊髄を後方にシフトすることである．そのため，頭尾側に広く除圧することが必要とされ，3椎間以上の多椎間における頚髄圧迫がみられるケースが対象となることが多い．特に脊柱管前後径が狭い症例（発育性狭窄）にはよい適応である．一方で，前方要素が大きい症例，すなわち巨大な後縦靱帯骨化症（OPLL）や椎間板ヘルニア，前方すべりなどの不安定性を有する症例，頚椎アライメントが悪い症例（後弯）などでは手術成績が悪いことがある．

手術

術式の詳細は正書に譲るが，以下にポイントを簡潔に記載する．

1．体位

手術は全身麻酔下に腹臥位で行う．頚椎は中間位から軽度屈曲位で行われることが多い．眼球が圧迫されていないことに最大限の注意を払うべきである．その他，腹部や陰部が除圧されていることも確認する．

2．展開

後頚部正中に数センチの縦切開をおいて進入する．C2およびC7の棘突起が皮下に触れることが多いが，症例によってはC6から棘突起が長いことがあり，あらかじめX線などで確認しておく．皮下を分けると項靱帯が現れる．項靱帯の左右どちらかで浅部項筋群を項靱帯からそぐ

ように剥離してから正中で深部に進入するのが原法に記されている．項靱帯を正中で切開して左右に分けてから進入する術者も多く，あまりこだわるところではないのかもしれない．

いずれにしろ項靱帯より深部に入ったら正中を進み，棘突起および椎弓に付着する深部項筋群（僧帽筋，頭板状筋，頸半棘筋）を剥離していく．椎弓尾側に付着する多裂筋からは比較的出血しやすいので凝固をしながら剥離する．項靱帯はC7（時にはC6）に付着するところで剥がすか棘突起先端を切離して付着部を残すようにする．付着する椎弓を拡大することなくドーム状に掘削する際には項靱帯の付着部を剥がすことなく温存することが可能である．後述するように，頸半棘筋および項靱帯の付着部を剥がすことなく温存することが術後の後弯予防や頸部痛の抑制に必要となる．

3．側溝の作成

術前のCT画像で椎弓から椎間関節にかけての変曲点を確認しておく．C4からC6は25 mm程度のことが多く，C3やC7はやや狭めとなる．側溝幅が広いと良好な拡大が得られるが，脊髄の後方シフトが大きくなるため神経根症状を出す引き起こす可能性がある．側溝は3 mmのカッティングバーで背側の骨皮質を粗削りしてからダイヤモンドバーに変えて海綿骨を薄くしていく．特に頭側の骨皮質が厚く残ると拡大しづらくなる原因となり得るので，しっかりと頭側部分を掘削することが肝要である．どの程度腹側の骨皮質を掘削すればよいかは経験に頼らざるを得ない．慣れるまでは過度に薄くしすぎないようにし，縦割してから側溝の掘削を完成させる方がよい．側溝の作成が最も経験を要するところである．

4．縦　割

内板を打ち抜かないように注意しながら2ミリカッティングバーで粗削りを行う．原法では棘突起の先端から縦割していたが，最近ではC6など棘突起先端が長い場合には棘突起尖刀で少し短くしてから掘削を行うことが多い．内板を打ち抜く際には2ミリダイヤモンドバーに変えてloss-of-resistanceの要領で行う．尾側端は硬膜外腔との距離が比較的余裕があるが，頭側端は最も脊髄に近いところであり，慎重に打ち抜く必要がある．高齢者などでは頸椎前弯が強く椎弓が重なっていて頭側端をできないことがあり，最終的には術者の手の感触に頼らざるを得ない．

5．椎弓の拡大・スペーサーの設置

スプレッダーなどを用いて左右均等になるように椎弓を拡大する．椎弓が側溝の部位で骨折することがないよう，少しずつ，じわりじわりと広げていく．スプレッダーをかける際にはなるべく頭側の深いところに置くようにし，棘突起の先端が欠けないよう注意する．拡大後は2ミリカッティングバーで棘突起に穴をあけ，HAスペーサーを糸で締結する．

6．後療法

従来は頸椎装具を着用していたが，可動域制限を防ぐ目的から装具は使うとしても疼痛の強い術直後のみに限るようにしている．ドレーンは排液量をみつつ2日目くらいで抜去することが多い．術翌日あるいは2日目には離床とし，早期リハビリを行うよう心がけている．

考　察

本術式には30年以上の歴史があり，長期的にも安定した成績が得られている[2]．本邦で開発された術式であり，継承していくべき手技と考えている．手術時間は2時間程度で終わることが多く，輸血を要することもほとんどない．前方手術のように術後の嚥下障害や気道障害を起こすことがないため，高齢者でも禁忌となることはない．

OPLLでは椎体後面にも圧迫要素があるが，頸椎症性脊髄症ではPincerメカニズムが脊髄圧

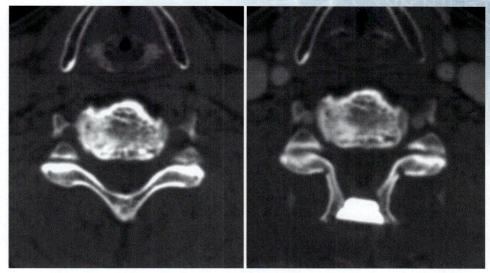

図1　頚椎CT水平断
術前(左)および術後(右)

迫の原因であるため[3]，除圧の頭尾側をドーム状に掘削しておくのが有効と思われる．例えば，C34からC67まで除圧を行いたい場合，C3尾側およびC7頭側をドーム状に除圧し，C4からC6までを拡大する．実際，頚椎症性脊髄症でC7の拡大を要することは少なく，後述のような手術に伴う合併症を減らしうる．

脊髄の後方シフトを行うことでOPLLのように前方に圧迫があるケースでもある程度はこの術式で対応可能である．筆者は頚椎症性脊髄症ではそれほど大きく拡大する必要がないと考えているが，OPLLでは側溝幅を十分にとり，ある程度大きめのスペーサーを置いてしっかりと拡大するようにしている．前方要素が巨大で脊髄が後弯しているような症例では成績が悪いとされており，後方除圧固定術などを検討する[4]．

一方で，手術に関連していくつかの問題点がある．

術後の可動域低下：椎弓形成術は固定術と異なり，頚椎の可動性を残しうる術式である．しかし，実際にはC2-7可動域は術前の半分程度まで低下していることが多い．術後早期から可動域訓練を行うことである程度予防しうるが，実際には椎弓間で骨癒合してしまうことが大きな原因と考えられる[5]．C3を拡大すると多くの場合C2/3間で骨癒合しており，C3のみ切除をする方がよいという報告がある[6]．可動域制限が起こることが適度な制動効果に繋がっているかどうかは不明である．

軸性疼痛：頚椎椎弓形成術術後に頚部痛を訴える患者が多い．前方除圧固定術ではあまりみられないことから，椎弓形成術の代名詞とも言えるが，実際には後方除圧固定術でもよくみられる合併症である．原因は一つではないと思われるが，広範に傍脊柱筋を剥離することなどが一因である．実際に，C2に付着する頚半棘筋あるいはC7などに付着する項靱帯を温存することで頻度が下がると言われている[7,8]．

術後後弯変形：もともと椎弓切除術では後弯変形が問題であり，それを改善したのが椎弓形成術とされていたが，残念ながら椎弓形成術でも術後に頚椎後弯を呈する症例がある．先に述べたように，後方の支持組織をなるべく温存することで多少は予防できるのかもしれない．実

際には除圧をした効果で頚椎を進展しやすくなる症例もあり，術前後の平均値をみると必ずしも後弯傾向を示すとは限らない．ただ，実際に術後に後弯となる症例があるのも事実である．もともとあったParkinsonismなどが顕在化していることもあり，術後に顕著な後弯となった場合には精査が必要かもしれない．

術後上肢筋力低下（いわゆるC5麻痺など）：脊髄障害なのか神経根障害なのか，古くから議論されてきたが，どちらかというと神経根障害を支持する研究者が多い印象である．椎弓形成術だけでなく椎弓切除術あるいは後方除圧固定術，さらには前方除圧固定術でも起こりうるとされている．最もシンプルなのは脊髄の後方シフトにより神経根に牽引力がかかることが一因であるという考え方である．実際に，椎間孔が狭い症例でリスクが高いと言われている[9]．近位筋に多くみられる理由として椎間孔の形態や神経根分岐の角度が関与しているのかもしれないが，まだ明らかではない．なお，多くの近位筋麻痺が一過性であるのに対し，遠位筋麻痺は治りにくいと言われている．そのようなケースではMRIにおいて髄内輝度変化が増大している場合が多く，なんらかの脊髄障害が原因と考えられている[10]．

今後の展望

椎弓形成術は比較的完成された術式であり，大きな変更はないと予想される．現在はHAスペーサーを用いているが，糸を用いて締結することが（特に海外では）煩わしいと感じられるためか，小さいプレートをスクリューで固定したり，アンカーを用いて開いた椎弓を維持したりと，さまざまな方法がある．いずれにしろ，正中を縦割して側溝を掘って拡大する，というコンセプトに変わりはなく，手術成績も基本的に同等と思われる．

時代の流れとして低侵襲化が進んでおり，先に述べたように筋層や靱帯などをなるべく温存することで術後の頚部痛や後弯変形を予防しうると期待される．近年では椎弓切除術でも筋層を温存することで術後の問題点を解決できるという報告がある[11]．この術式では脊髄幅を目安に椎弓切除を行うため，椎弓切除術よりも左右への展開を小さくすることができる点でもメリットがある．一方，脊髄の後方シフトは椎弓切除術より小さく，可動域低下が起こりにくいため制動効果は得られない．椎弓形成術では椎弓が残ることで再手術を行う際に骨母床が残されていることなども利点であるが，筋温存型の椎弓切除術と比べて他にどのようなメリットがあるのか不明である．

また，特に米国では椎弓切除術に固定術を併用する後方除圧固定術を行うことが多く，椎弓形成術と成績はほぼ同等とされている．後方除圧固定術では頚椎の可動域が著しく低下するわけであるが，制動効果が得られるのがメリットである．椎間関節の外側まで展開する必要があり，この術式をルチンで行う施設は国内では少ないと思われる．多椎間に及ぶ脊髄圧迫があり，しかも後弯や不安定性がある場合にはいい適応となる．

前方手術との比較についても多くの報告があるが，総論では変わらないと考えている[12]．脊髄圧迫が二椎間までの症例では前方除圧固定術のよい適応だが，万が一起こり得る合併症の重大さから高齢者などでは後方手術でもよいのではないかと個人的には考えている．

術式の選択には術者の好みも反映されるべきであり，おそらく頚髄症の多くはどの術式でも安定した結果が得られるであろう．そんな中でも椎弓形成術は食道損傷・気道障害・動脈損傷・インプラント関連のトラブルなど，重大な合併症を起こしにくい術式である．いくつかの問題をかかえつつも時代を経て術式の細かな変遷があり，30年以上も安定した結果を残してい

る点で非常に優れた術式といえる．本邦は発育性狭窄の症例が多い上に，手術侵襲を小さくしたい高齢者では前弯が強い症例が多く，いずれも椎弓形成術のよい適応である．当面は頸髄症に対する術式として中心に位置するものと考えている．

文　献

1) 黒川高秀：棘突起縦割法頸椎脊柱管拡大術．別冊整形外科 2：234–240, 1982
2) Seichi A, Takeshita K, Ohishi I et al：Long-term results of double-door laminoplasty for cervical stenotic myelopathy. Spine 26：479–487, 2001
3) Otani K, Sato K, Yabuki S et al：A segmental partial laminectomy for cervical spondylotic myelopathy: anatomical basis and clinical outcome in comparison with expansive open-door laminoplasty. Spine 34：268–73, 2009
4) Fujiyoshi T, Yamazaki M, Kawabe J et al：A new concept for making decisions regarding the surgical approach for cervical ossification of the posterior longitudinal ligament: the K-line. Spine 33：E990–993, 2008
5) Oichi T, Oshima Y, Oka H et al：Is high T-1 slope a significant risk factor for developing interlaminar bony fusion after cervical laminoplasty? A retrospective cohort study. J Neurosurg Spine 27：627–632, 2017
6) Takeuchi K, Yokoyama T, Aburakawa S et al：Axial symptoms after cervical laminoplasty with C3 laminectomy compared with conventional C3-C7 laminoplasty: a modified laminoplasty preserving the semispinalis cervicis inserted into axis. Spine 30：2544–2549, 2005
7) Takeshita K, Seichi A, Akune T et al：Can laminoplasty maintain the cervical alignment even when the C2 lamina is contained? Spine 30：1294–1298, 2005
8) Sakaura H, Hosono N, Mukai Y et al：Preservation of muscles attached to the C2 and C7 spinous processes rather than subaxial deep extensors reduces adverse effects after cervical laminoplasty. Spine 35：E782–786, 2010
9) Imagama S, Matsuyama Y, Yukawa Y et al：C5 palsy after cervical laminoplasty: a multicentre study. J Bone Joint Surg Br 92：393–400, 2010
10) Seichi A, Takeshita K, Kawaguchi H et al：Postoperative expansion of intramedullary high-intensity areas on T2-weighted magnetic resonance imaging after cervical laminoplasty. Spine (Phila Pa 1976) 27：943–948, 2002
11) Nori S, Shiraishi T, Aoyama R et al：Muscle-Preserving Selective Laminectomy Maintained the Compensatory Mechanism of Cervical Lordosis after Surgery. Spine (Phila Pa 1976), 2017
12) Kato S, Nouri A, Wu D et al：Comparison of Anterior and Posterior Surgery for Degenerative Cervical Myelopathy: An MRI-Based Propensity-Score-Matched Analysis Using Data from the Prospective Multicenter AOSpine CSM North America and International Studies. J Bone Joint Surg Am 99：1013–1021, 2017

＊　　　＊　　　＊

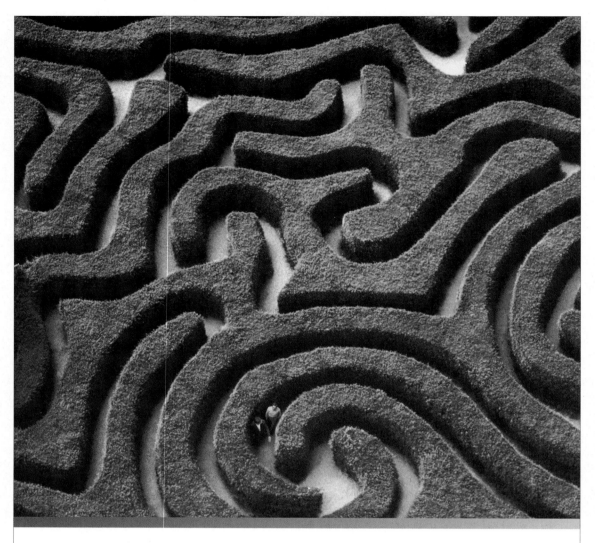

セロトニン・ノルアドレナリン再取り込み阻害剤

薬価基準収載

サインバルタ® カプセル20mg カプセル30mg

Cymbalta® デュロキセチン塩酸塩カプセル

劇薬, 処方箋医薬品(注1)
注1) 注意-医師等の処方箋により使用すること

効能・効果, 用法・用量, 禁忌を含む使用上の注意等については, 添付文書をご参照下さい。

®：米国イーライリリー・アンド・カンパニー登録商標

製造販売元 [資料請求先]
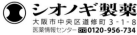
シオノギ製薬
大阪市中央区道修町 3-1-8
医薬情報センター ☎0120-956-734

販売 [資料請求先]
Lilly 日本イーライリリー株式会社
〒651-0086 神戸市中央区磯上通7丁目1番5号
電話 0120-360-605（医薬情報問合せ窓口）
http://www.lillyanswers.jp

CYM-KO-105B(A1)　CYMP-A018(R0)
審 R0166　2016年4月作成

Part4 手術療法

特集／頚髄症の Up-to-date

片開き式椎弓形成術─開発・改良の歴史と治療成績─
Historical development and surgical outcomes in expansive open-door laminoplasty

名越 慈人* 渡辺 航太* 松本 守雄* 中村 雅也*
Nagoshi Narihito　Watanabe Kota　Matsumoto Morio　Nakamura Masaya

抄録▶ 片開き式椎弓形成術は，頚椎症性脊髄症に対する有効な術式として世界中に広く普及している．一方で，術後の髄節性麻痺や拡大椎弓の閉鎖などの合併症の発生も懸念されるが，われわれは本術式に改良を加えることで安全性を向上させてきた．今後も本術式の適応を慎重に判断し治療成績を評価することで，その有用性を検証していきたいと考える．

Key Words 頚椎症性脊髄症（cervical spondylotic myelopathy），長期成績（long-term surgical outcomes），髄節性麻痺（segmental palsy），軸性疼痛（axial pain）

*慶應義塾大学医学部 整形外科学教室

開発の経緯

1960年代後半より，頚椎症性脊髄症（Cervical spondylotic myelopathy：CSM）に対する手術方法として，前方固定術の他に椎弓切除術が施行されていた．しかし椎弓切除術の問題点として，後方支持組織が破綻するため椎体間の不安定性が生じ，後弯変形が進むと同時に外力によって脊髄が損傷しやすいことが指摘されていた．また，術後症状が再度悪化する原因の一つとして，laminectomy membrane（LM＝術後にみられる硬膜管周囲の瘢痕形成）による再狭窄も問題となっていた[1]．

1973年に服部は，頚椎椎弓のZ形成による脊柱管拡大術を発表し[2]，LMの発生を予防し得る優れた術式と考えられたが，技術的に難易度が高く追試が困難であった．1972年に桐田によって，除圧範囲の椎弓を一塊として切除する画期的な椎弓切除術が報告された[3]．当科の平林が桐田法に改良を加え，椎弓の正中部を展開せず両側側溝部のみを咬除する方法で椎弓切除を行っていた．しかし一側の側溝部を咬除した後，ドアを開けるように椎弓を持ち上げると硬膜管が十分に除圧され拍動が生じることに気づいた．これが片開き式椎弓形成術の誕生の瞬間であり，その後1977年に第1例を行い，1979年に5例の経験を報告した[4]．

椎弓切除術に比較して，片開き式椎弓形成術は手術中の出血量を抑え，短時間で手術を完了することが可能であり，さらに術後の後弯変形を防ぐことも大きな利点である．時代とともにいくつかの改良が重ねられてきたがその原法は頑なに守られており，CSMや頚椎後縦靱帯骨化症（Ossification of the posterior longitudinal ligament：OPLL）に対する安全かつ容易な手術手技として世界中に普及している．

手術方法

除圧は原則としてC3-C7の範囲で行われている．しかし脊髄圧迫病巣の範囲により，C2椎弓

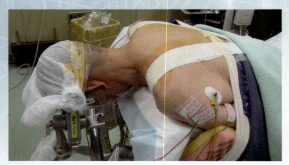

図1　手術前の体位
頭部はメイフィールドで固定する．

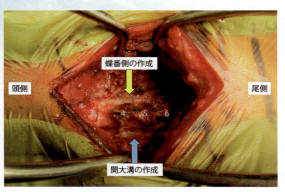

図2　術中所見1
開大溝と蝶番側の作成．

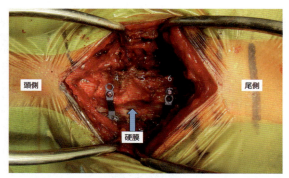

図3　術中所見2
椎弓の開大後，ラミナプレートで開大椎弓の閉鎖や脊髄の過剰な後方へのシフトを防ぐ．

のドーム型骨切りやT1以下の椎弓拡大の追加も検討する．また脊髄圧迫部位が単椎間など狭い範囲に限られる場合は，拡大椎弓数の縮小を考慮するべきである．一方，術前頸椎アライメントが後弯位であったり椎体間に不安定性を認めたりする場合は，固定術や矯正術を考慮する必要があり，本術式の適応は慎重に判断するべきである．

実際の手術手技について概説する．

①体位：患者は腹臥位とし，頸椎を軽度屈曲位としてメイフィールド頭蓋固定器で固定する（図1）．

②皮膚切開と椎弓の展開：除圧範囲にもよるが，基本的にC3-C7の棘突起の配列に沿って皮膚切開を行う．項筋群を分ける際には，出血を避けるため項靱帯内での進入を心がける．椎間関節まで十分に展開する．C2棘突起に付着する頸半棘筋やC7棘突起付着筋を損傷すると，術後に頸椎アライメントが悪化したり軸性疼痛が増悪したりするため，できるだけこれらを温存する．

③C3椎弓の切除：C2に付着する頸半棘筋を温存した状態でC3椎弓の片開きを行うと，骨溝の作成が困難であったり開大角が不十分になったりするため，近年当科ではC3に対し椎弓切除あるいはドーム型骨切りを行っている．

④開大溝の作成：C5棘突起の高さまでC6棘突起の先端を切除し，径4～5mmのエアードリルを用いて開大側の骨溝を作成する（図2）．骨溝の外側は，椎間関節の内縁を目安とする．

⑤黄色靱帯の切離：開大椎弓の頭尾側の黄色靱帯に対し，その正中をパンチで咬除し，そこから薄刃のケリソンを入れて左右外側まで完全に切離する．

⑥蝶番側の作成：骨溝の作成は，開大側に比べてやや外側とし，骨溝の幅もやや大きくする（図2）．ある程度掘削したところで棘突起を軽く押し，ばね様の抵抗を確認する．

⑦椎弓の開大：C4-C6の椎弓切離縁にケリソンをかけ，テコの要領で持ち上げて行う．椎弓と硬膜の間に存在する癒着性組織や残存する黄色靱帯に対しては，スパーテルや剪刀を用いて切離する．

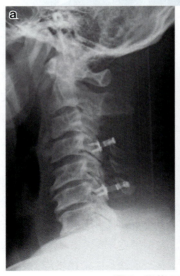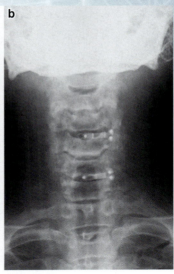

図4　術後の頸椎単純X線
a：側面；b：正面

⑧ラミナプレートの設置：これまでは固定用の糸を棘間靱帯に通し，各椎弓を蝶番側関節包近傍に締結固定していた．最近は，チタン製の椎弓形成用プレート（Centerpiece；メドトロニックソファモアダネック社）を使用している．外側塊と拡大椎弓の辺縁の間にプレートを設置し，螺子で固定する（図3）．創部を洗浄の後ドレーンを留置し，追層縫合を行って閉創する．術後の頸椎単純X線を提示する（図4）．

後療法は，全身状態が良好であれば術翌日より離床を許可する．頸椎装具は原則的に装着しない．使用する場合は，術後疼痛の強い症例や術後の頸椎不安定性が危惧される症例に限定する．ただし長期の装具着用は，頸椎可動域制限の増悪や頸部痛・肩こりの遺残を招く恐れがあり，注意を要する．

当科での治療成績

片開き式椎弓形成術が開発されて以降40年以上が経過し，さまざまな角度からその手術成績が検証されている．平林らは本法を施行し，術後5年以上の経過を確認できた51例（CSM 18例，OPLL 33例）を対象として，JOAスコアの改善率を検討した．その結果，平均改善率は57.7％（CSM 60.9％，OPLL 55.9％）とほぼ満足するべき結果が得られた[5]．その後Chibaらが術後10年以上の長期成績を検証し，CSMでは良好な成績が維持されるものの，OPLLでは5年以上が経過すると回復した機能が低下することを報告した[6]．両疾患とも術後後弯変形が進むものの，CSMでは臨床成績に影響がなかった．しかしOPLLでは，術前が後弯位の群で術後さらにアライメントが悪化し，長期成績の低下に結びつくことがわかった．またOPLLの骨化進展は，術後10年で約66％に認めていた．

Matsumotoらは，頸椎前方固定術後の隣接椎間障害に対して片開き式椎弓形成術を施行した31例について，患者背景をマッチングさせた同数の症例で椎弓形成術を単独で受けた患者の治療成績と比較した[7]．平均3.8年の観察期間で，前方固定術後の後方除圧群の方が有意にJOAスコアの改善率が低下していた．実際MRIのT2強調画像で，隣接椎間の高位における髄内輝度

変化を調べたところ，前方固定術を受けた患者群で有意にその範囲が長く，脊髄に対する不可逆的な障害が改善率の低下につながっていることが示唆された．

片開き式椎弓形成術の予後因子について，Ogawaらは183例のCSM患者を対象に解析した[8]．高齢の患者で改善率が低かったが，60歳未満の患者のみを対象として再検討を行うと，頸椎の可動域が狭い方が機能の改善が良好であることがわかった．したがってたとえ除圧が良好でも，可動時の動態ストレスが機能回復を妨げている可能性が示唆され，術後に可動域が保たれることが良好な成績に結びつくかは，今後さらなる検討が必要である．

NakamuraらはMRIによる拡散テンソルトラクトグラフィを用いて，CSMやOPLLの脊髄において投射路を描き出すことに成功した[9]．この評価法を用いて片開き式椎弓形成術の前後でのfiber tract比（最狭窄部のfiber tract数／頭側非圧迫脊髄のfiber tract数）を算出すると，術前は68％であったのに対して術後は86％まで増加していた．また，術前のfiber tract比が術後の機能改善率と有意に相関していることも明らかになった．したがって拡散テンソルトラクトグラフィによる脊髄症の評価は，術後の予後予測や進行度を推測する有用なツールになり得ると考えられ，現在も解析を進めている．

最近われわれの研究グループ（Keio Spine Research Group : KSRG）は，多施設共同研究でCSMやOPLLの患者1,200例以上を登録し，後方除圧術の手術成績を評価した．片開き式椎弓形成術，両開き式椎弓形成術，選択式椎弓切除術の3術式間で比較検討すると，術後JOAスコアや合併症の発生率について特に有意差は認めなかった[10]．

以上の結果から，片開き式が他の術式に比べて遜色なく，有効かつ安全な手術方法であることが証明された．

術後合併症とその対策

前述のように，片開き式椎弓形成術は安定した手術成績を得ることができる優れた手術方法である．しかし症例によっては，術後合併症が生じることも報告されており，その対策は極めて重要である．

1. 拡大椎弓の閉鎖

以前は手術中に拡大した椎弓を糸で固定していたが，症例によっては術後に椎弓が再度閉鎖することが指摘されていた．Matsumotoらは拡大椎弓の閉鎖を，術直後開大角の10％以上の減少と定義し，術後平均1.8年における短期成績を報告した[11]．その結果，34％の症例で椎弓の閉鎖を認め，さらに頸椎アライメントが術前に後弯位の症例で閉鎖のリスクが高いことがわかった．閉鎖の有無で2群に分けて成績を比較したところ，機能改善に有意差を認めなかったが，閉鎖群で満足度が低い傾向にあった．さらに平均6.2年の長期成績では，閉鎖群で機能回復が劣る傾向にあり[12]，ラミナプレートの使用を検討するなど長期に安定した開大角を得ることが重要と考えられた．

2. 髄節性麻痺（いわゆるC5麻痺）

本術式施行後に，C5髄節を中心とした上肢運動麻痺の発生を見ることがある．その頻度は約5〜10％とされている[13,14]．また発症の期間は，術後平均4〜5日である．原因としては，脊髄後方移動による神経根の牽引，脊髄再灌流による障害，椎間孔の狭小など，さまざまな要因が提唱されている．Chibaらによる髄節性麻痺15例の報告では，全例でMRIのT2強調画像で髄内に高信号領域を認めていた[13]．また15例中完全回復に至った症例は11例であった．近年Tsujiらは，片開き式椎弓形成術後の髄節性麻痺について，その危険因子を解析した[14]．その結果，MRIにおいて脊髄腹側と硬膜の距離が大きくなるほど麻痺が生じやすいことが明らかになっ

た．言い換えると，椎弓の開大角が大きくなるほど，術後の脊髄後方シフトが生じやすくなり，麻痺になる可能性が高いと考えられる．現在われわれの施設では，拡大椎弓に対してラミナプレートを設置して，過剰な開大を防ぐように工夫をしている．その結果，髄節性麻痺の頻度は1.7％まで低下しており，今後も症例数を重ねてその有効性を検証していきたい[15]．

3．軸性疼痛

小川らの研究では，C7に付着する項靱帯や筋肉を温存することにより，術後の軸性疼痛が有意に軽減できることを明らかにした[16]．

おわりに

CSMやOPLLに対する片開き式椎弓形成術は安定した成績を収めており，また術後合併症に対してもさまざまな改良を加えてその発生率を抑えることに成功している．課題としては，術前に後弯位やすべりが存在する症例に対する本術式の適応と限界を評価すること，またQOLなど患者立脚型の評価も考慮した手術成績を検討することが挙げられる．今後も引き続き症例経験を重ね，本術式の有用性を検証していきたい．

文献

1) 平林　洌，他：彰往察来：頸部脊柱管拡大術－開発の歴史とその意義．特定医療法人慶友会35年のあゆみ：慶友会業績集．慶友会，群馬，2015，pp6-16
2) 小川正信，他：頸椎椎弓切除術の一新術式の試み．中部整災誌 16：792-796，1973
3) 桐田良人：頸椎後縦靱帯骨化症の臨床と治療－特に重症例に対する手術的療法の経験について．あすへの整形外科展望．金原出版，東京，1972，pp453-477
4) 平林　洌，宮川　準，宇沢充圭：後方除圧法としての新しい頸部脊柱管拡大術の試み．中部整災会誌 22：417-419，1979
5) 平林　洌：片開き式脊柱管拡大術．臨整外：543-548，1995
6) Chiba K, Ogawa Y, Ishii K et al : Long-term results of expansive open-door laminoplasty for cervical myelopathy–average 14-year follow-up study. Spine 31 : 2998–3005, 2006
7) Matsumoto M, Nojiri K, Chiba K et al : Open-door laminoplasty for cervical myelopathy resulting from adjacent-segment disease in patients with previous anterior cervical decompression and fusion. Spine 31 : 1332–1337, 2006
8) Ogawa Y, Chiba K, Matsumoto M et al : Postoperative factors affecting neurological recovery after surgery for cervical spondylotic myelopathy. Journal of neurosurgery. Spine 5 : 483–487, 2006
9) Nakamura M, Fujiyoshi K, Tsuji O et al : Clinical significance of diffusion tensor tractography as a predictor of functional recovery after laminoplasty in patients with cervical compressive myelopathy. J Neurosurg Spine 17 : 147–152, 2012
10) 山根淳一，他：頸髄症に対する後方除圧術の術式別治療成績．Journal of Spine Research 8 : 527, 2017
11) Matsumoto M, Watanabe K, Tsuji T et al : Risk factors for closure of lamina after open-door laminoplasty. J Neurosurg Spine 9 : 530–537, 2008
12) Matsumoto M, Watanabe K, Hosogane N et al : Impact of lamina closure on long-term outcomes of open-door laminoplasty in patients with cervical myelopathy: minimum 5-year follow-up study. Spine 37 : 1288–1291, 2012
13) Chiba K, Toyama Y, Matsumoto M et al : Segmental motor paralysis after expansive open-door laminoplasty. Spine 27 : 2108–2115, 2002
14) Tsuji T, Matsumoto M, Nakamura M et al : Factors associated with postoperative C5 palsy after expansive open-door laminoplasty: retrospective cohort study using multivariable analysis. European spine journal : official publication of the European Spine Society, the European Spinal Deformity Society, and the European Section of the Cervical Spine Research Society, 2017
15) Matsumaru et al : Short- to middle-term outcomes of expansive open-door laminoplasty with lamina plate for cervical myelopathy, 7th annual meeting of Cervical Spine Research Society Asia Pacific Section, 2016
16) 小川祐人，千葉一裕，松本守雄，他：頸椎症性脊髄症に対する片開き式脊柱管拡大術の術後疼痛についての検討：前向き調査によるC7棘突起温存群と非温存群の比較．日本脊椎脊髄病学会雑誌 16：243，2005

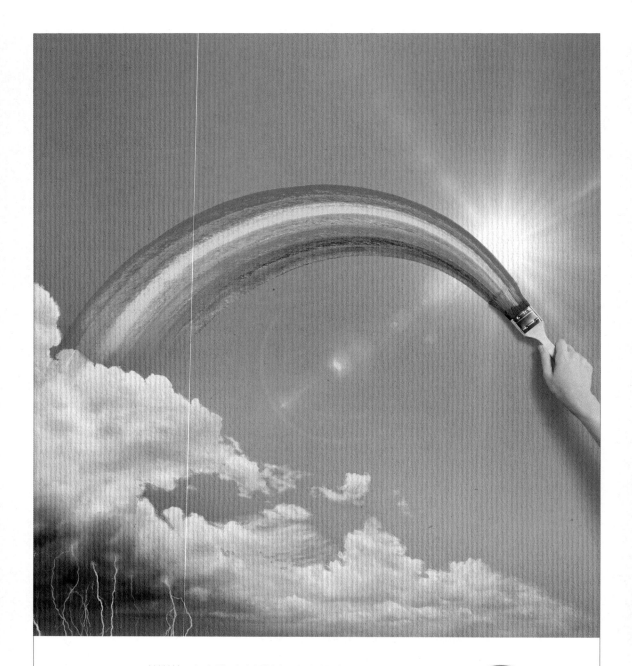

Part4　手術療法

特集 / 頚髄症の Up-to-date

山口大式頚椎椎弓形成術（服部法）
Cervical laminoplasty（Hattori's method）

寒竹　司*　田口 敏彦*
Kanchiku Tsukasa　Taguchi Toshihiko

抄録▶ 山口大式頚椎椎弓形成術は世界で初めて服部らにより報告され，頚髄症の後方手術の術式にパラダイムシフトを起こした手術術式である．その長期成績は安定しており，術後のアライメント保持にも優れている．最近の有限要素法を用いた力学的解析でも，本術式は正常椎弓に近い力学的特性を有していることが明らかとなった．本稿では主に，他の術式との長期成績の比較，本術式の特徴について述べる．

Key Words　頚髄症（cervical myelopathy），椎弓形成術（laminoplasty），長期成績（long-term follow-up study），術式選択（selection of surgical procedure）

*山口大学大学院医学系研究科 整形外科学

はじめに

　山口大式頚椎椎弓形成術は，1971年に世界で最初に服部らにより報告され[1]，すべての椎弓形成術の原点となった画期的な術式である．当時後方法では，椎弓切除術が主流であったが，後方要素を切除するため，後方支持組織の減弱による後弯変形や，硬膜背側の瘢痕形成による二次的な脊髄圧迫などの問題点が指摘されていた．このような椎弓切除術の欠点を補うために，1971年に服部は，十分な後方からの除圧と，後方要素の再建を行い，頚椎の後方支持性を保持する頚椎椎管拡大術を考案した．この発表以来，「椎弓を切除することなく，脊椎管径を拡大する」という概念が発達して，その後の日本において各種の頚椎椎弓形成術が開発されることとなった．

　本稿では，頚椎症性脊髄症（cervical spondylotic myelopathy：CSM）に対する山口大式椎弓形成術（服部法）の手術適応，術式の工夫，長期

表1　前方法と後方法の術式選択

	前方法	後方法
年齢	若〜中	若〜老
罹患椎間数	1〜3	3≦
弯曲度	前〜後弯	前弯〜直線状
脊柱管狭小度	中〜狭	狭
全身状態	良	良〜不良

成績，本術式の特徴について述べる．

手術適応と術式の工夫

　手術適応については，個々の症例の状態に応じて検討する必要があるが，日本整形外科学会頚髄症治療成績判定基準（JOA score）でおおよそ11点以下を目安としている．圧迫性頚髄症の前方法と後方法の術式選択については，われわれは従来から表1のような基準で行っている[2]．また，後方法の適応は，①脊柱管狭窄の存在，②責任椎間が3椎間以上，③障害高位が明確で

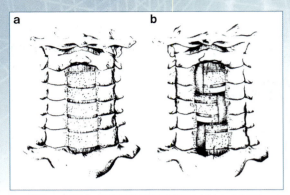

図1 山口大式頸椎椎弓形成術（文献6から引用）
a：椎弓中央部はあまり薄くせず削除を少なくする．
b：Z字状の切離を行う椎弓の数を減らす．

表2 後方法による術式選択

	山口大式	宮崎式
年齢	若〜中	老
椎間可動域	少〜大	少
弯曲度	前弯〜直線状	前弯
椎間異常可動性	無〜有	有
全身状態	良	良〜不良

ないもの，④前方法で改善が十分でないもの，などが挙げられる．

術式

　山口大式頸椎椎弓形成術は，Z-plasty方式とも呼ばれ，オリジナルの術式の詳細についてはすでにいくつかの報告がある[3-5]．現在では有効な除圧と再建および手術時間の短縮を目的に，下記のような修正を加えられて，現在に至る[6]（図1）．

①椎間関節の侵襲をできるだけ少なくして，術後の椎間可動域を可及的に温存するために，椎間関節の削り込みはごく内側だけにとどめる．

②椎弓の側方は十分に薄くなるまで削除するが，中央部はあまり薄くせず，むしろ厚く残しておく．従来は，椎弓を一様に薄くしていたが，中央部の削除を少なくすることで手術時間の短縮になる．

③Z字状の切離を行う椎弓の数を減じ，1椎弓おきに行うこととして手術時間の短縮を図る．

④椎弓の側方での切離はできるだけ外側で行って，硬膜の被覆面を広くする．

などの点である．

長期成績と本術式の特徴

　過去に本術式の長期成績については当教室からいくつかの報告があるが，ここでは術式間の比較を行っている田口らの報告について紹介し，本術式の特徴について述べる[2,6,7]．

1．長期成績

　症例と術式：術後10年以上経過した頸椎症性脊髄症（以下CSM）のうち，追跡調査可能であった56例が対象である．症例の内訳は，男性42例，女性14例，手術時年齢は39〜79歳（平均55歳）である．追跡調査期間は10〜35年（平均17年）である．術式別では，山口大式36例，宮崎式[8] 20例である．術式の選択は表2のような基準で行い，宮崎式は椎弓の正中を切離して観音開きとして広範囲同時除圧を行い，側溝に骨移植を追加した．除圧範囲は全例C3-7レベルである．

　検討項目：主な検討項目は，①JOA改善率と術後成績の推移のパターン，②長期成績に影響する因子の検討，③術式間の比較検討，である．

　①JOA改善率と術後成績の推移のパターン：JOA改善率は平林法に準じて，75％以上を優，50〜74％を良，20〜49％を可，0〜19％を不変，0％以下を悪化として5段階で評価した．後方法56例の術後成績の推移を，術後優あるいは良の成績が最終時まで維持されていたものを良好群，術後一度も優あるいは良の成績が得られなかったものを成績不良群，術後優あるいは良の成績が得られたが，その後成績が可以下になったものを成績低下群として，成績低下が10

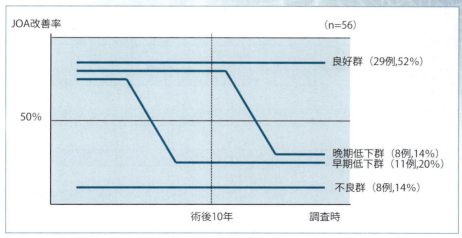

図2　10年以上経過した術後成績のパターン（文献6から引用）

年以内に生じたものを早期成績低下群，10年以降に起こったものを晩期低下群として，4群に分類した．結果は，良好群が29例（52％），不良群が8例（14％），早期成績低下群が11例（20％），晩期成績低下群が8例（14％）であった（図2）．成績不良群では術前のJOAが6点以下の重症例が8例中4例含まれており，罹病期間も長いものが多く，術前に脊髄が非可逆的変化を生じていたことが主な原因と考えられた．また成績低下群の成績低下の原因としては，腰椎病変合併や下肢変形性関節症の悪化などの加齢現象に伴うものが主な原因であった．

②長期成績に影響する因子の検討：術後10年時の成績に影響する因子として，手術時年齢，術前重症度，罹病期間，脊柱管前後径，頚椎アライメントについて多変量解析を用いて検討した結果，統計学的に有意な相関があったのは，罹病期間と頚椎アライメントであった．罹病期間と術後10年時の成績との関係では，罹病期間が1年未満と1年以上では有意に1年未満の罹病期間の症例の成績が良好であった（p<0.01）．また，術前の頚椎アライメントについては，中間位側面像から石原の弯曲指数を求めて，直線型（−5〜5），前弯型（5以上），後弯型（−5以下）の3型に分類して評価した結果，術前頚椎アライメントと術後10年時の成績は有意に相関していた（p<0.01）．

③術式間の比較：術式別の術後成績の推移を図3，4に示す．山口大式で宮崎式に比較してより良好な結果が得られていた．また，術後のX線所見の変化について，1）頚椎可動域の変化，2）頚椎弯曲形態，弯曲指数の変化，3）不安定性について，術式別の検討を行った．

1）頚椎可動域：全症例の可動域は術前36.4度が術後26.5度に減少していた．術式別では，山口大式で術前42.5度が調査時24.8度で，術前の58％に減少していた．宮崎式は術前36.2度が調査時29.5度で，術前の81％に減少しており，山口大式でより制動効果が大きい結果であった．

2）弯曲異常：頚椎アライメントの術前後での変化は，形態変化のなかったものが41例（73％）で，変化したものが15例（27％）であった．変化のあった15例のうち，術式別では山口大式で8/36例（22％）で，前弯型から直線型が5例，直線型から後弯型が2例，直線型から局所後弯型が1例あった．宮崎式では，7/20例（35％）で，直線型から後弯型が4例，後弯型がさらに悪化したものが3例あった．弯曲指数の変化については，術後10年間経時的にX線検査が可能であった12例についてみると，両術式とも，術後

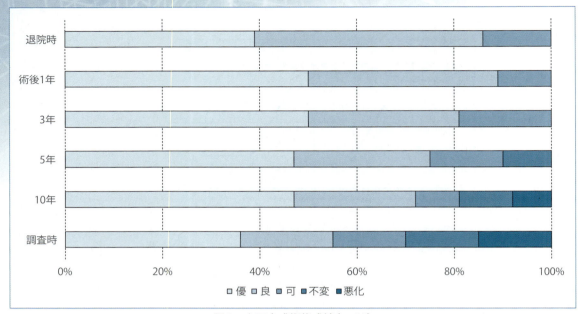

図3　山口大式術後成績(n=36)

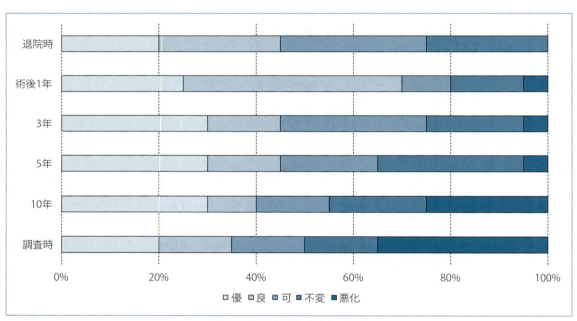

図4　宮崎式術後成績(n=20)

3〜6か月，遅くとも1年以内に多くの症例で弯曲指数の減少がみられるものの，概してその程度は軽く，術後1年で安定するが，宮崎式では比較的若い症例に著明な後弯を呈することがあり，注意を要する．

3）不安定性：不安定性については，各椎間での水平不安定性（すべり）と回旋不安定性（局所椎間可動域）を評価した．水平不安定性については，前後屈で2mm以上のすべりを認める椎間を不安定性ありとすると，術前56例中18例

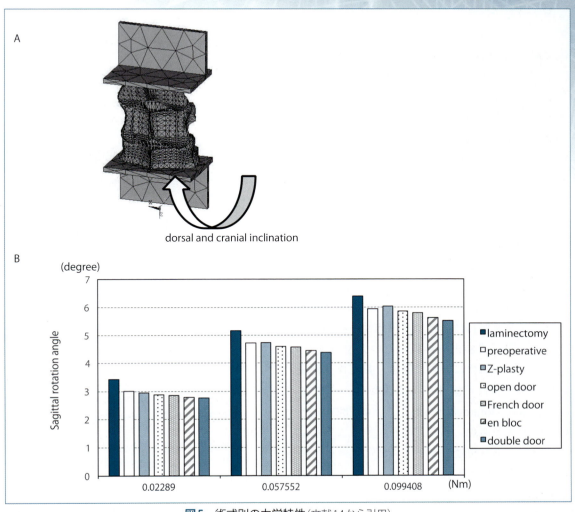

図5 術式別の力学特性(文献14から引用)

椎弓切除モデル，正常椎弓モデル，各種椎弓形成モデルについて，有限要素法を用いて力学特性を解析した．C3に固定したプレート上縁とC5に固定したプレート下縁とに頸椎の横軸と平行な回転軸を付け，C5下縁に設置したプレートにin vitro 実験で得られたモーメントに相当する荷重を加えた(A)．C5に固定したplateの(X, Y, Z)変位を計測しplateの回転角を求めた(B)．

(32％)，26椎間に認めた．術式別では山口大式が13/36例(36％)，宮崎式が5/20例(25％)であった．調査時では，山口大式が5/36例(14％)に不安定性を認め，8例は消失していた．宮崎式では3/20例(15％)に不安定性を認め，2例は術前より悪化していた．回旋不安定性については，局所椎間可動域が15度以上を不安定性ありとすると，術前，山口大式で10/36例(28％)に認め，術後は7例に消失改善を認めた．宮崎式では3/20例(15％)に認め，術後1例に消失改善

を認めた．

2. 本術式の特徴

山口大式と宮崎式の長期成績の比較から，同じ椎弓形成という術式でも術式間により治療成績，X線学的所見の変化に差がみられることは興味深い．同一施設で異なる椎弓形成の術式のX線学的評価を含んだ成績を比較した論文は少なく，Nakashimaらは片開き式(平林式)と棘突起縦割式(黒川式)の比較を行い，神経学的な改善は同等であったが，可動域，術後アライメン

ト保持の点では棘突起縦割式が有利であるとしている[9]．一方で林らは片開き式（平林式）と棘突起縦割式（黒川式）の比較で，JOAスコアの改善率に差はなかったが，可動域，術後アライメント保持の点では片開き式が有意であったとしており[10]，意見の分かれるところである．術後のアライメント保持には後方支持組織を温存した術式[11,12]や術後早期の傍脊柱筋の運動療法[13]が有効であるとされており，術後のアライメントには多因子が影響していると考えられる．Hashiguchiらは頚椎椎弓形成術の異なる術式間の力学的特性について検討した[14]．その結果，山口大式は他の術式に比較して正常頚椎に最も近い力学的強度を示していたとし（図5），こうした術式の持つ力学的な特性も，術後の可動域，アライメント保持に影響する可能性を指摘している．山口大式の正常頚椎に近い力学特性が，アライメント保持に有利に働き，良好な長期成績につながった可能性が示唆された．一方で，double door laminoplasty（黒川式）は椎間安定性の高い術式であり，不安定性を有するような症例に有用である可能性がある．このように，同じ椎弓形成という術式であっても術式ごとに力学的な特性が異なり，術式選択の際の参考となる可能性が示唆された．

まとめ

山口大式頚椎椎弓形成術は，頚椎後方手術を椎弓切除から椎弓形成へとパラダイムシフトを起こした画期的な術式である．術式がやや煩雑であり，手技の習熟に時間を要するために，より簡便な方法に置き換えられることが多くなってきたが，他の術式と比較しても長期成績は安定しており，術後の弯曲異常の出現も少ない．特殊なスペーサーなども必要なく，医療経費率の点からも格段に低い術式であり，現在でもその利点は十分に有している．本術式は正常椎弓に近い力学的特性を有しており，その特徴を生かして，今後もさらなる術後成績の向上に向けた取り組みを進めていきたい．

文献

1) 小山正信，服部 奨，森脇宣充，他：頚椎椎弓切除術の一術式の試み．中部整災誌 16：792-794，1973
2) 田口敏彦：頚髄症に対する手術の長期成績：後方法．NEW MOOK 整形外科 No.6 頚椎症．越智隆弘，菊地臣一編，金原出版，東京，1999，pp198-203
3) 服部 奨：頚部脊椎骨軟骨症（脊髄症）の病態と手術的治療．日整会誌 55：854-856，1981
4) 河合伸也，服部 奨，早川 宏，他：頚部脊椎骨軟骨症（脊髄症）に対する頚椎椎管拡大術．西日本脊椎研究会誌 6：40-44，1980
5) Kawai S, Sunago K, Doi K et al：Cervical laminoplasty (Hattori's method) procedure and follow-up results. Spine 13：1245-1250, 1988
6) 田口敏彦，寒竹 司：山口大式頚椎椎弓形成術（服部法）の10年以上の長期成績と術式の工夫．脊椎脊髄 26：1028-1032，2013
7) 田口敏彦，河合伸也，金子和生，他：頚椎症性脊髄症に対する後方法の術後10年以上の治療成績の治療成績の検討．中部整災誌 42：1263-1264，1999
8) 宮崎和躬，多田健治，中山祐一郎，他：頚椎後方除圧時の後側方固定術症例の手術成績．臨整外 19：473-482，1984
9) Nakashima H, Kato F, Yukawa Y et al：Comparative effectiveness of open-door laminoplasty versus French-door laminoplasty in cervical compressive myelopathy. Spine 39：642-647, 2014
10) 林 協司，米 和徳，松永俊二，他：頚椎症性脊髄症に対する椎弓形成術の頚椎アライメント─片開き式と棘突起縦割式の比較．骨・関節・靱帯 16：589-594，2003
11) 川上 守，玉置哲也，吉田宗人，他：後方支持組織温存脊柱管拡大術後の頚椎アライメントと傍脊柱筋形態について．整形外科 44：225-260，1993
12) 白石 健：選択的非連続的椎弓切除術（skip laminectomy）と椎弓間除圧術を用いた新術式の試み─頚椎選択的椎弓切除術．臨整外 35：751-759，2000
13) 廣津匡隆，安松英夫，丸山裕之，他：頚椎椎弓形成術後の早期運動療法の検討．整形外科と災害外科 54：220-224，2005
14) Hashiguchi A, Kanchiku T, Nishida N et al：Biomechanical study of cervical posterior decompression. Asian Spine J, In press, 2017

Part4 手術療法

特集／頚髄症の Up-to-date

筋温存型選択的椎弓切除術
Muscle-preserving selective laminectomy

山根 淳一*
Yamane Junichi

抄録▶ 筋温存型選択的椎弓切除術は手術用顕微鏡を用いて，術前画像の狭窄高位のみを選択的に，また可及的に頚椎深層伸筋を温存して椎弓切除を行う低侵襲頚椎後方除圧術である．実際の手術法は複数に渡るため混乱しやすいが，除圧椎弓の上下2椎間の除圧が可能という原理にて理解は容易となる．頚椎深層伸筋を温存することで頚椎の可動性，支持性を維持するとともに術後の軸性疼痛や後弯変形などを軽減させることができる．

Key Words 頚椎後方除圧術（cervical posterior decompression surgery），低侵襲手術（MIS：minimally invasive surgery），頚椎深層伸筋（cervical deep extensor muscles），筋温存（muscle preservation），手術用顕微鏡（operating microscope）

*国立病院機構村山医療センター 整形外科

はじめに

頚椎後方除圧術にはさまざまな種類の手術法が報告されているが，選択的椎弓切除術は2002年にShiraishi[1]によって発表された比較的新しい低侵襲手術手技である．発表当初はSkip laminectomy[2]という名称で報告されたため，この名称が国内外とも広く世間に広まっているが，発育性脊柱管狭窄症や頚椎後縦靱帯骨化症などの広範囲の脊柱管狭窄を伴う症例に対応する手術も踏まえて現在は筋温存型選択的頚椎椎弓切除術[3]という名称が使われている．この手術のコンセプトを一言で表すとすれば，他の手術のように広範囲の除圧を画一的に行うのではなく，除圧が必要な高位を術前に適切に判断したうえで，文字通りその高位のみを筋温存を図りながら選択的に除圧することである．その際にも手術用顕微鏡を使用してすべての組織を愛護的に作業し，椎弓や棘突起といった骨性要素だけでなく深層伸筋を中心とした軟部組織の犠牲も最低限にすることで組織温存を図り，頚椎の可動性，支持性を維持するとともに術後の軸性疼痛や後弯変形などを軽減させる低侵襲手術手技である．

頚椎深層伸筋の温存

従来型の頚椎後方手術法の多くは皮膚，項靱帯および頚椎浅層伸筋群を正中縦切開して棘突起に至ったのち，頚椎深層伸筋（頚半棘筋，多裂筋，回旋筋，棘間筋）をその付着部である棘突起や椎弓下縁より電気メスなどで剥離して骨性要素を展開し，椎弓形成や椎弓切除およびインプラントの設置などの作業を行う．術後に剥離した深層伸筋を棘突起などに再逢着する方法も報告されているが，一度剥離した筋肉は変性・萎縮し瘢痕化するため完全に元に戻ることはない．それに対して筋温存型選択的椎弓切除術は，棘突起を縦割し頚半棘筋を中心とした深層伸筋の付着部自体を温存することと，椎弓の外側への展開も可能な限り制限できるため，多裂筋，

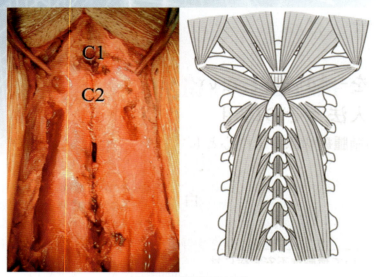

図1　頚椎深層伸筋群
C2棘突起は大きく，それに付着する頚半棘筋は最大，最重要である．

回旋筋の起始部である椎間関節包やその周囲を温存することで，状態のよい深層伸筋を最大限温存することができる．頚椎後屈をつかさどる最大の作動筋である頚椎深層伸筋のダメージを最小限にすることで，手術の侵襲を最小限にすることがこの手術の大きな特徴である．また特にC2は大きな棘突起をもち，そこに付着する頚半棘筋は最大，最重要であるためすべての手術で温存が必須である（図1）．

選択的椎弓切除術の種類

選択的椎弓切除術には，目的とする除圧範囲に応じてさまざまな手術方法がある（表1，図2）．基本的には椎弓切除を行う椎弓（切除椎弓）を選択することで必然的に手術内容が決定する．除圧高位は術前に撮影したMRIやCTミエログラムの画像評価にて脊髄の狭窄ありと診断した高位とするが，頚椎後屈位ではPincer effectや黄色靱帯のたくれこみにて狭窄が増悪することがあるため，可能であれば頚椎後屈位のMRIまたはCTミエログラムにて判断することが望ましい（図3）．また手術を安全・確実に行うために術野深部の視野および光量を得るために手術用顕微鏡が必須である．

1．単椎弓切除術（mono laminectomy）

切除椎弓が一つだけの手術法であり，切除椎弓の上下2椎間の除圧（たとえばC4単椎弓切除ではC3/4，4/5高位の除圧）を行うことができる．すべての選択的椎弓切除術の基本であるため，その手術手技の詳細について次項に詳細に記載する．

2．2連続椎弓切除術

2つの並んだ椎弓に対して連続して椎弓切除を行う．手術手技としては単椎弓切除を2つ繋げて行うこととなるが，軟部組織を展開する範囲が単椎弓切除術より広いため，High speed drillやその他の手術器具を取り回ししやすくなるため，初心者はこの手術から始めるのが望ましい．切除椎弓の上下とその間の椎間の3椎間を除圧（たとえばC4，5椎弓切除術でC3/4，4/5，5/6高位の除圧）することができる．前方要素が比較的大きな椎間高位を除圧するときにはその上下の2椎弓を連続して除圧することも考慮に値する．

表1　筋温存型選択的椎弓切除術のそれぞれの術式と除圧椎間数とその具体例

手術の種類	除圧椎間数	具体例	具体例の除圧椎間	図2
単椎弓切除術	2椎間	C4	C3/4, 4/5	図2B
2連続椎弓切除術	3椎間	C5, 6	C4/5, 5/6, 6/7	図2C
Skip laminectomy	4椎間	C4, 6 skip	C3/4, 4/5, 5/6, 6/7	図2A
3連続椎弓切除術	4椎間	C4, 5, 6	C3/4, 4/5, 5/6, 6/7	図2D
4連続椎弓切除術	5椎間	C3, 4, 5, 6	C2/3, 3/4, 4/5, 5/6, 6/7	

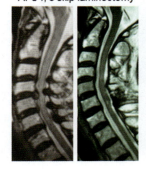
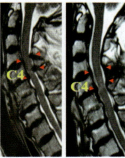
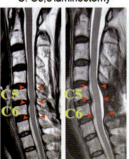
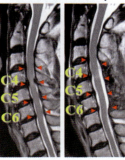

図2　選択的椎弓切除術の術前後のMRI
A：C4, 6 Skip laminectomy，B：C4単椎弓切除術，C：C5, 6 2連続椎弓切除術，D：C4-6 3連続椎弓切除術

3. Skip laminectomy

当初発表された手技で名前がとても catchy なため現在でも一番有名な手術方法であり，筋温存型選択的椎弓切除術の代名詞となっている．切除椎弓と温存椎弓を一つ置きにして Skip するためこの名前が付いた．単椎弓切除術を2か所に行うこととなる．除圧高位はそれぞれ切除椎弓の上下2椎間（C4, 6 Skip では C4で C3/4, 4/5 高位が除圧され，C5で C5/6, 6/7 高位が除圧されるので，合計で C3/4 から 6/7 までの4椎間除圧となる）が除圧される．

4. 3連続椎弓切除術

3つの連続した椎弓に対して椎弓切除術を行う．Skip laminectomy で温存した中央の椎弓も椎弓切除を行った形となる．OPLL症例や発育性脊柱管狭窄で温存した中央の椎弓が圧迫要素になりうる症例に対して行う．椎弓切除した上下と中央の椎間の4椎間除圧（C4-6椎弓切除では C3/4 から 6/7 までの4椎間）を行うことができる．

5. TEMPLA（technique for muscle-preserving double-door laminoplasty for the axis）

C2椎弓高位の除圧を必要とする症例（多くは OPLL症例）に対して C2高位の除圧をするために行う．C2に付着する深層伸筋を温存したまま，C2棘突起を T saw で縦割し，両側に Gutter を形成して両開き式椎弓切除を行う．縦割した棘突起中央には扇形のHAスペーサーを設置する[4,5]．

6. その他

上記の手術の除圧範囲の拡大や組み合わせで，4椎弓連続椎弓切除術や C3, 4, 6 Skip laminectomy などさまざまな手術法が考えられる．

単椎弓切除術の手術手技
（例として C5 単椎弓切除術で記載する）

1. 体　位

メイフィールドの3点固定器を用いて頭部を固定し腹臥位で行う．頭側を20〜30度程度

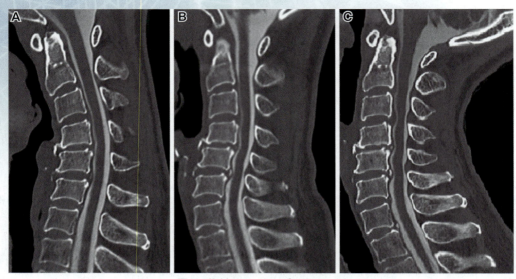

図3　術前CTミエログラムの1例
A：前屈位，B：中間位，C：後屈位
後屈位で狭窄の増悪がみられる．

ギャッチアップし，頸椎前屈位で手術を行っている（頸椎OPLLで前方要素の大きい症例では前屈位を過度に行うと脊髄圧迫の可能性があるので注意する）．

2．展　開

皮膚，項靱帯，頸椎浅層伸筋群は他の手術法と同様に正中縦切開を行い，目的とする棘突起（C4-6）まで達する．正中でアプローチすることができれば，ここまでほとんど無血野で侵入することができる．棘突起先端が露出したところで，18G針を棘突起に刺し，頸椎側面の術中X線を撮影し高位確認を行う（このときできるだけ高位の棘突起にマーキングしたほうがX線で肩の影響を受けにくい）．椎弓切除を行う高位の棘突起（C5）を同定したのち，その頭尾側（C4/5，5/6）の左右の棘間筋間よりケリー，剝離子を用いて鈍的に棘突起頭側および椎弓より筋肉を剝離したのち，白石式開創器を用いて展開し，それぞれの棘間（C4/5，5/6）を明らかにした状態で，目的とする棘突起（C5）をHigh speed drillにて縦割する（図4-A）．棘突起基部もHigh speed drillにて左右に切離し，周囲の筋肉を剝離子と電気メスを用いて剝離・展開して椎弓全体（C5）を露出させる（図4-B）．

3．椎弓の掘削

椎弓切除はHigh speed drill（Diamond burr）を用いて，術前に画像評価した幅（脊髄幅＋2mm）を目標にして行うが，多くの症例は14〜17mm程度の除圧幅であることが多い．Noriらはこのように制限した除圧幅で術後のC5麻痺のリスクを低下させると報告している[6]．椎弓（C5）の除圧範囲の皮質骨外板および海綿骨を掘削したのち，皮質骨内板は紙のように薄く一様に掘削していくと安全に椎弓切除を行える（図4-C）．最終的には椎弓中央と左右の辺縁を切離する．当初は温存した筋肉をRetractしても掘削の邪魔になるように感じるが，見えている中央部より掘削していくと徐々に筋肉がRetractしやすくなって外側の掘削も容易になっていく．術中にコンパスや紙メジャーを切ったものを用いて適宜除圧幅を確認しながら除圧を進める．次に切除椎弓（C5）の下の椎弓（C6）上縁を黄色靱帯付着部以遠までドーム状に掘削し除圧する．このとき黄色靱帯以遠では当然すぐに硬膜が露出して

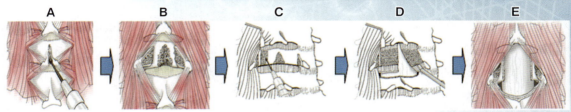

図4 単椎弓切除術の術中イラスト
A：棘突起の縦割，B：椎弓の展開，C：椎弓切除，D：黄色靱帯，残存椎弓の除去，E：除圧の完成

くるので注意を要する．

4．除　圧

　椎弓の掘削が終わった状態でも黄色靱帯を切離しなければ硬膜の膨隆は起こらない．ドームで除圧した下部椎弓（C6）上縁より硬膜外腔に侵入できるので，国分式剝離子や1mmケリソンを用いて，黄色靱帯（C4/5，5/6）や掘削後に残存した椎弓の正中を縦割する．ここで初めて硬膜の膨隆や拍動がみられる．縦割した椎弓，黄色靱帯（C5/6）を除去したのち（図4-D），残存した上位の黄色靱帯（C4/5）も小さな曲がり鋭匙を用いて除去する．除圧椎弓（C5）上縁と黄色靱帯（C4/5）をすべて除去すれば，通常上位椎間（C4/5）は十分に除圧されることとなる（図4-E）．

5．閉　創

　筋温存型椎弓切除術は低侵襲手術で死腔が少ないため少量の術後出血でも術後血腫の可能性がある．そのため閉創前に止血を丹念に行い，ドレーンを留置するのが望ましい．ドレーンは硬膜外に留置するがその先端が硬膜に干渉しないように注意する．筆者はドレーン先端を硬膜外から項靱帯の直下へU字状に折り返して挿入して（先端は項靱帯直下となる）その干渉を防止している．縦割した棘突起は2連続や3連続椎弓切除の際には半分程度，縫合・再建しているが，縫合の際に温存した筋肉へのダメージや死腔のさらなる減少を考えると，単椎弓切除術やSkip laminectomyなどでは必須ではないと考えている．項靱帯は密に縫合したのち，皮下縫合，表皮埋没縫合を行う．

後療法

　術後の頚椎カラーは不要で，逆に早期より前後屈などの自動，他動運動を積極的に行ってもらっている．ドレーンは術後1〜2日で抜去し，術後1〜2週程度で退院することができる．運動はウォーキングなどの軽度のものは退院直後より，一般的な運動も術後2〜4週程度と比較的早期より再開することが可能である．コンタクトスポーツなどの激しい運動は術後2〜3か月程度より症状に応じて許可している．

文　献

1) Shiraishi T：A new technique for exposure of the cervical spine laminae. Technical note. J Neurosurg 96 (1 Suppl)：122-126, 2002
2) Shiraishi T：Skip laminectomy -a new treatment for cervical spondylotic myelopathy, preserving bilateral muscular attachments to the spinous processes: a preliminary report. Spine J 2：108-115, 2002
3) Nori S, Shiraishi T, Aoyama R et al：Muscle-Preserving Selective Laminectomy Maintained the Compensatory Mechanism of Cervical Lordosis after Surgery. Spine (Phila Pa 1976), 2017
4) Shiraishi T, Yato Y, Yoshida H et al：New double-door laminoplasty procedures to preserve the muscular attachments to the spinous processes including the axis. Eur J Orthop Surg Traumatol 12：175-180, 2002
5) Shiraishi T, Yato Y：New double-door laminoplasty procedure for the axis to preserve all muscular attachments to the spinous process: technical note. Neurosurg Focus 12：E9, 2002
6) Nori S, Aoyama R, Ninomiya K et al：Cervical laminectomy of limited width prevents postoperative C5 palsy: a multivariate analysis of 263 muscle-preserving posterior decompression cases. Eur Spine J, 2017

消化器病ネットワーク　Vol.16 No.1 (2017)

たんじゅうさん

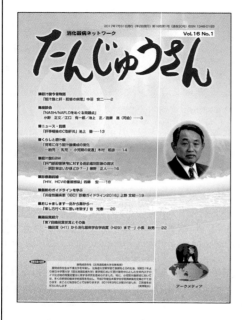

〔編集委員〕　滝川　一／向坂彰太郎
　　　　　　　松﨑　靖司／田妻　進
〔編集顧問〕　牧野　勲

● 2017年　7月発行
● 年2回発行
● A4判　24頁
● 定価：本体420円＋税

■胆汁酸今昔物語
　「胆汁酸と肝・胆管の病理」中沼　安二

■座談会
　「NASH/NAFLDをめぐる問題点」
　　小野正文／江口有一郎／池上正／田妻進（司会）

■ニュース・話題
　「肝移植後のC型肝炎」池上　徹

■くらしと胆汁酸
　「発育に伴う胆汁酸構成の変化
　　―胎児・乳児・小児期の変遷」木村　昭彦

■胆汁酸EBM
　「肝門部胆管狭窄に対する術前鑑別診断の現状
　　―誤診率はいかほどか？―」梛野　正人

■診療最前線
　「HIV, HCVの重複感染」四柳　宏

■最新のガイドラインを学ぶ
　「炎症性腸疾患（IBD）診療ガイドライン2016」
　　上野　文昭

■おじゃまします―北から南から―
　「来し方行く末に思いを致す」谷　光憲

■織田賞紹介
　「第7回織田賞受賞とその後―織田賞（H1）から
　　消化器病学会学術賞（H29）まで―」小俣　政男

発行所　アークメディア　〒102-0075 東京都千代田区三番町7-1朝日三番町プラザ406号
TEL 03-5210-0871／FAX 03-5210-0874／振替00160-5-129545

Part4 手術療法

特集／頚髄症の Up-to-date

頚髄症に対する内視鏡下頚椎後方除圧術
Microendoscopic laminotomy for cervical spondylotic myelopathy

岩﨑　博* 　山田　宏*
Iwasaki Hiroshi　　Yamada Hiroshi

抄録▶ 内視鏡下頚椎後方除圧術（cervical microendoscopic laminotomy）は，これまで頚椎椎弓形成術の問題点を軽減可能な優れた手術方法である．手術手技をより安全に，そして確実な除圧を獲得するために改良を続けている．本稿では頚髄症に対して現在われわれが行っているCMELの実際につき解説を行う．

Key Words　内視鏡下頚椎後方除圧術（cervical microendoscopic laminotomy），頚髄症（cervical myelopathy），低侵襲手術（minimum invasive surgery），頚椎（cervical spine）

*和歌山県立医科大学 整形外科学講座

はじめに

頚椎症性頚髄症に対する後方からの手術方法である頚椎椎弓形成術は，安定した長期成績が報告されている[1-3]．しかしながら一方で軸性疼痛と称される頚部愁訴，頚椎可動域制限，頚椎前弯消失などの問題点が報告され[4-6]，後方の周囲軟部組織などを温存する方法が開発されてきた経緯がある[7-9]．

脊椎後方内視鏡下手術は1998年にわが国で始まり，内視鏡・カメラ・モニター・手術機器の改良により安全に行うことが可能となった．それに伴い腰椎椎間板ヘルニアだけではなく腰部脊柱管狭窄症から頚椎症脊髄症へとその適応を拡大してきた．特に後方軟部組織への侵襲が少ない内視鏡下頚椎後方除圧術（cervical microendoscopic laminotomy：CMEL）は，前述の問題点を軽減可能な優れた手術方法である．また，手術手技自体も安全に，確実な除圧を獲得するために改良を続けている．

本稿では頚髄症に対して現在われわれが行っているCMELの実際につき解説を行うこととする．

手術適応

CMELの適応疾患は，頚部を後屈した際に脊髄圧迫が増強する病態である．すなわち，pincer mechanismによる頚椎症性脊髄症，黄色靱帯肥厚や石灰化症，椎間関節嚢腫などへの適応が中心となる．基本的にはこれら黄色靱帯付着部までのarticular segment部の除圧をこれまで行ってきたが，後方の間接除圧によりヘルニア塊の縮小や消退が報告されていることより，最近では頚椎椎間板ヘルニアにも適応を拡大している．

しかしながら，神経組織の除圧のために脊髄全体の後方シフトが必要となる混合型・連続型後縦靱帯骨化症や発育性狭窄など，articular segment部の除圧だけでは対応困難な症例は適応外と考える．

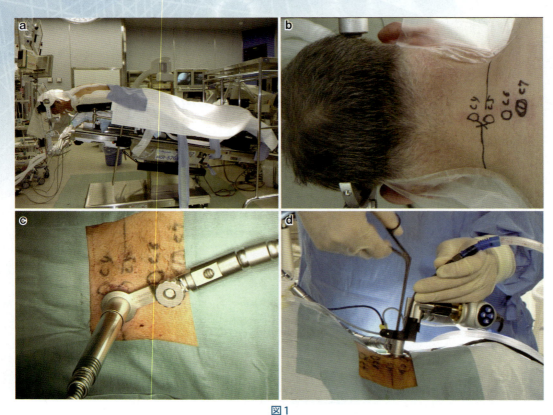

図1
a：手術体位，b：皮切のデザイン，c：円筒型レトラクター設置，d：内視鏡下手術操作

手術手技の実際

1. 基本セットアップ

a. 器械などの配置

内視鏡モニター／光源システム，C-armイメージ用モニター，器械台の配置を行う．症状に左右差がなく椎間孔拡大術を追加しない場合は，進入側はどちらでも対応可能だが，通常術者が右利きの場合には患者の左側に立ち，内視鏡モニターなどを対側である右側に設置するようにしている．術中側面像で手術高位を確認するC-armは，側面像を確認する状態で頭側に設置し使用時に尾側へ平行移動することで煩雑なC-armの出し入れを解消できる．

b. フレキシブルアームの設置

手術台レールにフレキシブルアームサポートアッセンブリーを固定した後，フレキシブルアームをこれに連結する．フレキシブルアームサポートアッセンブリーは，術中X線透視装置使用の邪魔にならないように設置するように気をつける．

c. METRx手術器具のセットアップ

METRxセットのボールプローベや鋭匙などは主に腰椎用でサイズがやや大きめであるため，頚椎内視鏡手術の際には，通常の脊椎マイクロ手術で使用するマイクロボールプローベやマイクロ鋭匙，またはSynchaのfine instrumentが有用である．

2. 手術体位とレベル確認

全身麻酔腹臥位で，体幹は4点支持器など腹圧がかからない状態でメイフィールド頭蓋固定器を用いて頭部を固定し，頚椎は中間位から軽度屈曲位とする（図1）．伸展位では椎弓同士が重なり合い除圧の際に骨切除が過剰となる可能

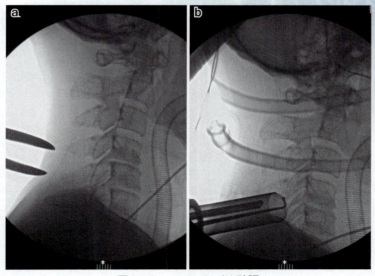

図2 C-armでのレベル確認
a：手術体位を確保したのち，C-armにてレベル確認を行う．
b：椎弓間にペンフィールドやボールプローベを挿入した状態でレベル確認を行う．

性があり，屈曲位では椎弓間が開大し，円筒型レトラクター設置や操作の際に危険性が増す可能性があるためであるが，症例に応じて微調整が必要となる．手術体位を得た後にC-armで頸椎側面像を用いてレベル確認を行い，皮膚にマーキングを行う（図2）．

3．皮切および皮下の展開

罹患高位の傍正中に16 mmの縦切開を加え，頸半棘筋をスプリットし，頭尾側の多裂筋間を剥離することでダイレーターの進入路を確保する．続いてsequential dilation施行後，円筒型レトラクターを挿入しリングクランプに固定する（図1）．1皮切で2椎間や3椎間など多椎間除圧を行う場合には，少し皮切を大きめに加えmini openを行い，棘突起から筋肉を剥離展開する形で対応すると良好な視野が確保できる．

3椎間までは1皮切で対応可能であるが，連続3椎間ではない場合や4椎間除圧には2皮切が必要となる．

4．円筒型レトラクター設置

円筒型レトラクター設置の際の注意点として，頸椎伸展位の場合などは上位頸椎の除圧では後頭骨にカメラが接触し円筒型レトラクターを自由に傾けることができないこともあるため進入側の判断や頸椎アライメント決定には注意を要する．逆に右進入の場合にはC6/7高位などでは患者の体格により肩甲帯などにカメラが干渉することがある．

術野の展開後，ボールプローベを上位椎弓下縁に置いた状態で，透視側面像で確認を行う（図2）．レベル誤認を回避するためにこの操作は大変重要である．円筒型レトラクターが当該椎間の椎弓上に接触し，方向が椎間板レベルに向いていることを確認する．

5．骨切除（図3）

軟部組織を切除し，椎間関節内側縁など解剖学的ランドマークを確認したのち，弯曲サージカルドリルを用いて，棘突起基部から進入側の上位椎弓下縁の切除を開始する．棘突起基部の掘削も行うことで対側の視野を得ながら，椎弓間を拡大し黄色靱帯を露出させる形で進入側の上位椎弓下縁および対側脊柱管側からの内板掘削を行う．黄色靱帯の付着部まで椎弓切除を進めるが，掘削終了まで硬膜の保護として黄色靱

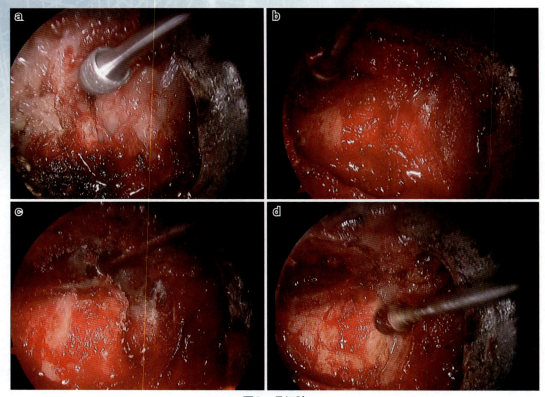

図3 骨切除
a：サージカルドリルを用いて上位椎弓下縁を切除，b：棘突起基部を切除し対側の骨切除
c：対側の骨性除圧，d：下位椎弓の上縁の骨切除

帯が存在することが望ましいため，付着部付近では慎重に掘削を行う．同様に侵入側・対側の椎間関節内縁および下位椎弓上縁の骨切除を行う．全周性に骨切除が十分に行われると黄色靱帯全体は後方へ浮上し硬膜の拍動が確認できるようになる．内視鏡下頚椎後方除圧の場合，付着部までの骨切除を先に十分に行っておくことが重要である．

6．黄色靱帯切除（図4）

ボールプローベを用いて黄色靱帯を正中で縦割した後，硬膜外に存在する線維性瘢痕の剥離切除や血管のバイポーラーでの焼却止血を行う．左右に羽のように浮上した黄色靱帯を切除する．骨切除が十分であるときには一塊として摘出可能である．

METRx-MEDシステムのボールプローベや鋭匙などの各種手術機器は頚椎手術を行うにはサイズが大きいため，脊椎マイクロ手術で使用するマイクロボールプローベやマイクロ鋭匙，またはSynchaのfine instrumentの使用が望ましい．

7．除圧確認

除圧範囲は，頭尾側においては黄色靱帯付着部までであり残存椎弓端での硬膜管のくびれがないことや除圧後の硬膜拍動が十分であることが判断材料となる．外側においては硬膜管外縁の露出が目安となる．繰り返しになるが内視鏡下頚椎後方除圧の場合には，黄色靱帯切除後の追加骨切除はリスクも高くなるため切除前に十分な骨切除を行っておくことが重要である．

8．閉　創

腰椎手術以上に内視鏡下頚椎後方除圧術にお

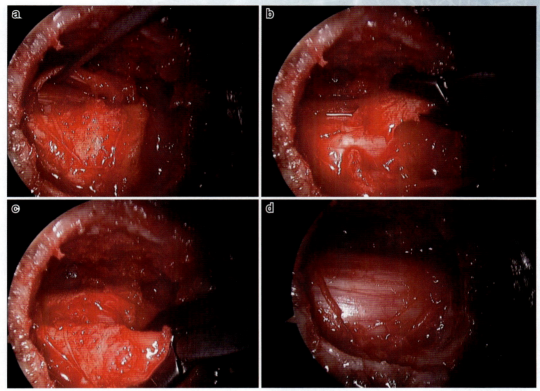

図4　黄色靱帯切除
a：黄色靱帯を正中でsplit，b：対側黄色靱帯の切除
c：進入側の黄色靱帯を一塊に切除，d：黄色靱帯付着部および硬膜管外縁までの除圧完成

いては血腫が大きな問題となるため，止血が完全であることが閉創の絶対条件である．バイポーラーやインテグランなどの止血剤，場合によってはフロシールなどを用いて止血を行う．十分に洗浄を行った後，出血がないことを再確認しドレーン留置後閉創する．

合併症

1．硬膜損傷

内視鏡下頸椎後方除圧術では，腰椎と異なり硬膜損傷の発生は少ないが，損傷を認めた場合には硬膜縫合は基本的には困難であるため，パッチテクニックでの対応が必要となる．

Shibayamaらは2008年に，硬膜損傷部にポリグラクチンシートをフィブリン糊で被覆する方法を報告している[10]．5～12 mm角程度に切離した必要枚数のバイクリルメッシュやネオベールをシャーレ上で少量のフィブリン液（A液：青）に浸しておく．これを硬膜損傷部に貼付し圧着した後にトロンビン液（B液：赤）を散布して固定する．このパッチ処置を繰り返し何重かの層を形成する形で修復を行っている．

術後脳脊髄液流出の持続や増加は頭蓋内出血を引き起こす危険性があり，その認識と慎重な術後の観察が必要である．

2．血　腫

脊椎内視鏡手術は軟部組織への侵襲の少ない方法であるが，死腔が少ないため術後血腫が少量でも症候性となる可能性がある．したがって特に内視鏡下頸椎後方除圧術においてはバイポーラーやインテグランなどの止血剤，場合によってはフロシールなどを用いて術中に止血を

完全に行う必要がある.

手術場での緊急対応が不可能で進行性に上下肢麻痺の進行を認める場合には,病室や処置室において局所麻酔下で抜糸と血腫除去を行うことも必要である.この処置によりすみやかに麻痺が改善した症例も経験している.

3. C5麻痺

CMEL 118例の段階でC5麻痺を4例3.3％に認め[11],連続2椎間で椎弓を残さず完全な片側椎弓切除を施行した症例で発生していたことより,現在とは異なる進入側優位の左右非対称な除圧と完全な片側椎弓切除の結果,進入側のC5神経根が牽引されたことが原因のひとつと考えられた.これらの経験以降,連続椎間において完全な片側椎弓切除を行わず,左右対称な均等の後方除圧を行う手術手技に改良を行い,C5麻痺の発生を経験していない.

成　績

当科の南出はプロペンシティスコアマッチングを用いて,内視鏡下頚椎後方除圧術と従来法の椎弓形成術の2年後の術後成績の比較検討を行い,両群間にJOA score,その改善率,JOACMEQ,SF-36に有意差を認めなかったが,軸性疼痛は有意に内視鏡群で低値であったことを報告している[12].また術後5年の成績比較において,JOA scoreおよびその改善率は2群間で同等であったが,軸性疼痛は内視鏡群で有意に低値であり,頚椎アライメントも有意に保持されていることが判明した[13].

中川や曽根勝ら[14,15]は,内視鏡下頚椎後方除圧術の後に椎間板ヘルニアが退縮する症例を報告しており,椎間板ヘルニアの90％,膨隆椎間板の65％で術後椎間板退縮が観察されている.

おわりに

頚髄症に対する内視鏡下頚椎後方除圧術の最近の手術術式を中心に述べた.本法は長期成績においても従来法である頚椎椎弓形成術と同様に良好であることも判明してきており,軸性疼痛においてはむしろアドバンテージを有している.

しかしながらlearning curveが存在することも事実であり,内視鏡下腰椎後方除圧術の手技を獲得し,十分に頚椎手術における注意点などを理解したうえで選択すべき手術法であることはいうまでもない.

文　献

1) Chiba K, Ogawa Y, Ishii K et al : Long-term results of expansive open-door laminoplasty for cervical myelopathy average 14 year follow-up study. Spine 31 : 2998-3005, 2006
2) Kawaguchi Y, Kanamori M, Ishihara H et al : Minimum 10-year follow-up after en bloc cervical laminoplasty. Clin Ortop Relat Res 411 : 129-139, 2003
3) Seichi A, Takeshita K, Ohishi I et al : Long-term results of double-door laminoplasty for cervical stenotic myelopathy. Spine 26 : 479-487, 2001
4) Hosono N, Yonenobu K, Ono K : Neck and shoulder pain after laminoplasty. A noticeable complication. Spine 21 : 1969-1973, 1996
5) Liu J, Ebraheim NA, Sanford CG Jr et al : Preservation of the spinous process-ligament-muscle complex to prevent kyphotic deformity following laminoplasty. Spine J 7 : 159-164, 2007
6) Ishizuka H, Nakajima T, Iizuka Y et al : Cervical malalignment after laminoplasty: relationship to deep extensor musculature of the cervical spine and neurological outcome. J Neurosurg Spine 7 : 610-614, 2007
7) Shiraishi T, Fukuda K, Yato Y et al : Results of skip laminectomy: minimum 2-year follow-up study compared with open-door laminplasty. Spine 28 : 2667-2672, 2003
8) Takeuchi T, Shono Y : Importance of preserving the C7 spinous process and attached nuchal ligament in French-door laminoplasty to reduce postoperative axial symptoms. Eur Spine 16 : 1417-1422, 2007
9) Yoshida M, Tamaki T, Kawakami M et al : Does reconstruction of posterior ligamentous complex with extensor musculature decrease axial symptoms after cervical laminoplasty? Spine 27 : 1414-1418, 2002

10) Shibayama M, Mizutani J, Takahashi I et al : Patch technique for repair of dural tear in microendoscopic spine surgery. J Bone Joint Surg 90-B : 1066–1067, 2008
11) Nakagawa Y, Yoshida M, Yamada H et al : C5 palsy following cervical microendoscopic laminoplasty (CMEL). Society for Minimally Invasive Spine surgery (SMISS), 2013
12) Minamide A, Yoshida M, Yamada H et al : Efficacy of posterior segmental decompression surgery for pincer mechanism in cervical spondylotic myelopathy: A retrospective case-controlled study using propensity score matching. Spine 40 : 1807–1815, 2015
13) Minamide A, Yoshida M, Andrew K et al : Microendoscopic laminotomy versus conventional laminoplasty for cervical spondylotic myelopathy: 5-year follow-up study. J Neurosurg Spine 27 : 403–409, 2017
14) 中川幸洋, 吉田宗人, 山田　宏, 他：頚椎症性脊髄症に対する内視鏡下除圧術（CMEL）. 整・災外 58：253–258, 2014
15) 曽根勝真弓, 中川幸洋, 吉田宗人, 他：脊髄症を呈する頚椎椎間板ヘルニアに対して内視鏡下頚椎後方除圧術を行った2例. 臨整外 46：275–279, 2011

＊　　　　＊　　　　＊

Liver Cancer Vol.23 2017

臨床・診断・病理による総合討論を加えた症例集

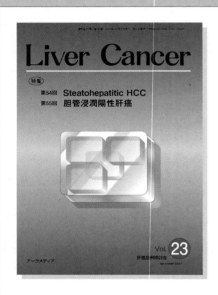

　第19巻より年2回の肝癌症例検討会の内容をまとめました。
　第54回および第55回検討会の発表内容が論文としてまとめられており、各々の主題の基調講演も掲載されています。
　現代の肝癌に関する問題点を網羅しており、バックナンバーを読破することで最新の知識を得ることができます。

- 2017年11月発行
- B5判　108頁
- 定価2,160円（本体2,000円＋税）
- 編集・発行「Liver Canver」編集委員会
- 制作　株式会社アークメディア
　　TEL 03-5210-0871　FAX 03-5210-0874

＊ご注文、お問い合わせは肝癌症例検討会事務局まで。

- 肝癌症例検討会事務局
　〒162-0054　東京都新宿区河田町8-1
　東京女子医科大学消化器病センター内
　Tel 03-3353-8111（代表）

もくじ

第54回肝癌症例検討会
〈Steatohepatitic HCC〉
〔症例報告〕
肺浸潤による気道出血をきたした進行肝細胞癌の1症例
　..滝沢　聡ほか
術前化学療法が奏効し根治切除可能となった肝内転移・リンパ節転移陽性細胆管細胞癌の1症例..................片桐　聡ほか
急速に増大し致命的であった肝原発未分化多形肉腫の1症例
　..小関　孝佳ほか
非硬変肝に発生し壊死をきたした肝細胞癌の1症例
　..岡田　真央ほか
特徴的所見を呈したsteatohepatitic HCCの1症例
　..児玉　和久ほか

第55回肝癌症例検討会
〈胆管浸潤陽性肝癌〉
〔総説〕
肝細胞癌胆管腫瘍栓の外科治療........................國土　貴嗣ほか
肝癌胆道侵襲の臨床病理................................尾島　英知
〔症例報告〕
総胆管に進展した胆管腫瘍栓(B4)を伴う肝細胞癌に対して肝右葉切除，胆管腫瘍栓摘出術を施行した1症例
　..上田　浩樹ほか
胆管内に限局する再発形式を示した肝細胞癌の1切除例
　..益田　悠貴ほか
胆管内腫瘍栓を主体として再発した大腸癌肝転移の1切除例
　..鹿股　宏之ほか
胆管内腫瘍栓出血から胆管炎と急性膵炎を併発した再発肝細胞癌の1症例..................................片桐　聡ほか
胆管内腫瘍栓を伴う肝細胞癌に対し2回の腫瘍切除と2回の肝動脈化学塞栓療法を行い7年無再発生存中の1症例
　..市田　晃彦ほか
下大静脈腫瘍栓(vv3)を認めた混合型肝癌の1症例
　..高木　哲彦ほか

〈第52回肝癌症例検討会：肝細胞腺腫／化学療法施行後の切除症例〉
〔症例報告〕切除不能肝内胆管癌に対しconversion surgeryを施行した2症例の検討..................................益田　悠貴ほか

Part4 手術療法

特集 / 頚髄症の Up-to-date

頚髄症に対する前方法，後方法の比較
A comparison of anterior approach and posterior approach for the treatment of cervical myelopathy

吉井 俊貴*
Yoshii Toshitaka

抄録▶頚部脊髄症（頚椎症性脊髄症：CSM，頚椎後縦靱帯骨化症：OPLL）に対する手術療法に関して，われわれは前方法と後方法の比較研究を行ってきた．CSM，OPLLともに前方除圧固定術（ADF）が後方椎弓形成術（LAMP）と比較して良好な傾向にあったが，高占拠率OPLLに対するADFと後方除圧固定術（PDF）の比較においては神経症状改善に有意な差はなかった．術後の頚部痛はADFで少なかったが，周術期合併症はADFで多い傾向にあった．

Key Words 頚部脊髄症（cervical myelopathy），術式選択（selection of surgical method），前方除圧固定術（anterior decompression and fusion），椎弓形成術（laminoplasty），後方除圧固定術（posterior decompression and fusion）

*東京医科歯科大学 整形外科学分野

はじめに

頚部脊髄症（頚椎症性脊髄症：CSM，頚椎後縦靱帯骨化症：OPLL）に対する手術療法に関して，これまでに多くの報告があるが，前方除圧固定術(anterior decompression with fusion：ADF)と後方椎弓形成術(laminoplasty：LAMP)は機能回復と脊髄症進行の予防をもたらす治療として広く用いられてきた[1,2]．近年では，アライメント不良例や占拠率の大きなOPLL症例に対して，椎弓切除術や椎弓形成術に後方インストゥルメンテーション併用の固定術を追加した後方除圧固定術(posterior decompression with fusion：PDF)も数多く行われている[3]．

ADFは，一般に脊髄圧迫因子が前方に存在する場合や後弯症例に有効で，直接前方圧迫要素に対して除圧を行った上で動的因子も除去できる点において優れた方法である．一方で手術手技の難しさ，周術期管理の煩雑さ，合併症の多さなどが問題となる．

LAMPに代表される後方除圧術は，手技が比較的簡便である反面，間接除圧の限界，動的因子の残存，術後の後弯化，OPLLにおける骨化成長による再発の可能性などが問題となり得る．しかしPDFでは動的因子や術後の後弯化を制御することが可能で，LAMP単独では成績不良となり得る症例にも有効性が期待できる．これまでわれわれは頚部脊髄症に対する治療法として，これらの術式の比較研究を行ってきたので，その結果を紹介したい．

検討

検討1．CSM，OPLLに対する術式選択 前向き比較研究（ADF vs LAMP）[4,5]

これまで前方法，後方法の長短を比較した研究が国内外で行われてきたが，その大半は後ろ向き調査であり，術式選択には多くのバイアスが存在する．われわれは，前向き比較研究によ

る検討が必要と考え，CSM患者とOPLL患者に対し前向きにADFと後LAMPを割り付け，術後5年以上の経過観察を行った．

方法：当院で1996～2003年に手術を要したCSM患者95例，OPLL 42例の全137例に対して，奇数年はADF（CSM ADF群：45例，OPLL ADF群20例），偶数年はLAMP（CSM LAMP群：50例，OPLL LAMP群22例）と術式を割り付け，CSMとOPLLそれぞれ独立して評価することとした．ADFでは術前画像所見および神経学的所見にて手術椎間を決定し，自家腸骨もしくは腓骨を移植材料として使用し，全例プレートによる内固定，術後約3か月の頸椎カラーによる外固定を併用した．LAMPはC3-C7（C6）の広範囲，桐田－宮崎式正中観音開き椎弓形成術を行い，術後は3～4週の頸椎カラー装着を行った．

術後5年以上の経過観察を行い，臨床症状は頸椎JOAスコアを用いて評価し，CSM群には頸部軸性疼痛の評価としてvisual analog scale（VAS）を用いた．画像評価には単純レントゲンを用いてC2-7前弯角，前後屈可動域（ROM）を評価した．

結 果：CSM 86例（ADF群39例，LAMP群47例），OPLL 42例（ADF群20例，PDF群22例）が術後5年以上フォローアップ可能（follow-up rate：CSM 91.5％，OPLL 100％）であった．術前の年齢，性別，罹病期間，頸椎JOAスコア，脊柱管前後径，C2-7前弯角，ROMに関して，CSM，OPLLともに術式間での差を認めなかった．手術時間，出血量はADF群で有意に大きかったが，術後5年の平均JOAスコア改善率はCSMで前方群72.9％，後方群50.2％，OPLLで前方群71.4％，後方群55.3％といずれもADF群で有意に良好であった（図1）．またCSM患者において軸性疼痛はADF群で有意に少なかった（VAS前方群1.6，後方群3.7，p＜0.05）．しかしながら術後合併症はADF群で多い傾向にあった（CSM ADF群：上気道障害3例，採骨部神経障害2

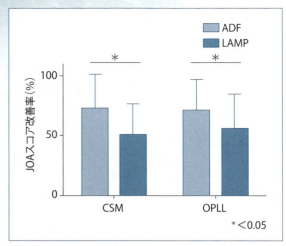

図1 CSM，OPLL患者における術後の神経症状改善（ADF vs LAMP）

例，C5麻痺1例，偽関節1例，後方群：C5麻痺3例，OPLL ADF群：上気道障害1例，移植骨脱転2例，偽関節2例）．またOPLL患者において，術前単純レントゲン側面像において骨化占拠率が50％を超える症例および術前に後弯アライメントを持つ症例においては，特にJOA改善率が低い傾向にあった．画像評価ではCSM，OPLL患者ともにADF群で有意に前弯が維持されていたが，CSM患者において術後のROMは，両術式とも術前に比べ60％程度の低下を認めた．

検討2．CSM患者に対するLAMP成績不良因子の検討－椎弓形成術後の前方脊髄圧迫要素（ACS）の検討[6]

方法：術前に前方脊髄圧迫病変が大きい症例や後弯症例などで，椎弓形成術後に前方圧迫因子（ACS）が残存することが成績不良因子の一つであるという仮説を立て，術後MRIで認めるACSの存在と臨床成績の関連を詳細に検討した．1997～2005年に当院でCSMに対しC3-C7の桐田－宮崎式椎弓形成術を施行した連続する64例，手術時平均年齢62.9歳を対象とした．後療法は検討1と同様に行い，平均観察期間79か月であった．ACS（+）群は16例，ACS（-）群は48

例であり，術後神経学的評価としてJOAスコアとその改善率を用いた．

結果：術前にACS(+)群，ACS(-)群で比較すると年齢，性別，罹患期間，JOAスコア，脊柱管前後径，C2-7前弯角に関して差を認めなかった．ACSを認めた椎間はC3/4：2例，C4/5：6例，C5/6：8例であった．術後最終調査時平均JOAスコア改善率はACS(+)34.0％，ACS(-)群56.6％で有意にACS(-)群が良好であった(図2, $p < 0.05$)．JOAスコア各機能における改善率においては，ACS(-)群がACS(+)に比べ上肢運動機能が有意に良好であった(図3, $p < 0.05$)一方，下肢運動，知覚機能は良好な傾向であったものの有意差はなかった．また，ACS(+)群においてACSの存在する高位の椎間可動域とJOAスコア改善率は負の相関関係($R：0.834$, $p < 0.001$)を認めた．

検討3．頚椎OPLL患者に対する術式選択 ADF vs PDF[7]

検討1で脊柱管占拠率50％以上の頚椎OPLLに対して後方除圧単独では成績が不良であったため，現在，われわれはこのような症例に対して，原則ADFもしくは後方除圧固定術(PDF)を施行している．高占拠率OPLLに対するADFとPDFの手術成績を後ろ向きに比較検討した．

方法：2006〜2013年に当科および関連施設にて占拠率50％以上の頚椎OPLLに対してADFもしくはPDFを行った61例（平均60.9歳，男性39例，女性22例）を対象とした．ADFは腓骨もしくは人工骨移植を行い，内固定を追加した．C2レベルまで広がるOPLL，胸椎レベルまでのOPLLや呼吸器合併症を有するような症例ではPDFを行った．PDFは原則C2-7固定で，必要に応じて上位胸椎まで固定を延長した．除圧は椎弓形成もしくは椎弓切除術を行い，椎弓根スク

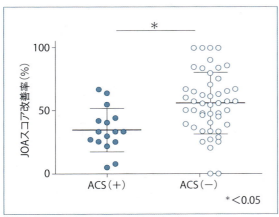

図2 CSM患者におけるLAMP術後の神経症状改善
（ACS＋ vs ACS－症例）

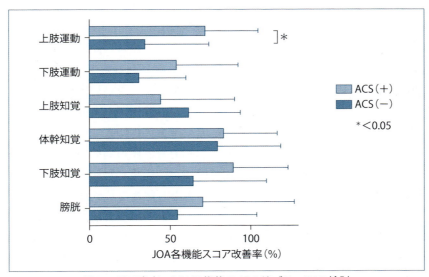

図3 CSM患者 LAMP術後のJOAサブスコアの検討

表1 手術成績の比較（ADF vs PDF）

	ADF	PDF	P
N	39	22	
手術時間（分）	345.4±132.1*	281.5±112.4	<0.05
術中出血量（g）	317.8±687.4	374.6±401.8*	<0.05
術後JOA score	14.7±1.9	14.2±1.6	N.S.
JOA改善率（%）	61.6±28.2	55.8±18.2	N.S.
（後弯例）JOA改善率（%）	65.1±23.0*（N＝17）	47.2±7.8（N＝6）	<0.05
術後頸部痛（VAS）	2.7±.2.3	4.8±3.0*	<0.05
術後C2-7角（°）	9.1±7.1	9.8±8.0	N.S.

Mean±standard deviation, ＊：$p<0.05$　N.S.：No significant difference

リューもしくは外側塊スクリューを使用，術後は約3か月，頸椎カラーによる外固定を併用した．術後2年以上の経過観察を行い，臨床症状は頸椎JOAスコア，VASスコアを用いて評価した．画像評価は単純レントゲンを用いて頸椎アライメント，骨化占拠率を測定した．

結果：術前の年齢・性別，JOAスコア，骨化占拠率，C2-7前弯角に差はなかった．固定椎間数は後方法で有意に多かった（ADF 3.1±0.9，PDF 5.3±2.0：$P<0.01$）．手術時間はADFで長い傾向にあったが，出血量はPDFでなかった．平均JOAスコア改善率は術後2年の前方群61.6％，後方群55.8％で，前方群でやや良好な傾向にあったが有意差を認めなかった（表1：$p>0.05$）．術前後弯症例（C2-7角＜0°）においては，ADFでより有意に改善が優れていた（$p<0.05$）．また術後の頸部痛（VASスコア）はPDFで大きかった．術後の頸椎前弯角は両群で差を認めなかった（表1）．

術後合併症はADFで多い傾向にあった（ADF：嚥下障害4例，上気道障害1例，移植骨脱転2例，C5麻痺2例，PDF：C5麻痺2例，感染1例，偽関節1例）．

考察

頸部脊髄症に対する術式選択は依然，議論の持たれるところである[8,9]．前方法，後方法それぞれに一長一短があり，術者，施設によって手術適応や術式選択は異なり，いまだ明確なコンセンサスは得られていないのが現状である．過去の報告は，大半が後ろ向き調査に基づいており，術式選択におけるバイアスが多く存在する．そこでわれわれは，可能な限り術式選択のバイアスを取り除けるように年度ごとに前方除圧固定術，後方椎弓形成術の術式を割り付け，前向きに調査を行った（検討1）．その結果，手術侵襲，合併症のriskは前方法で大きいものの，術後のJOAスコアの改善率はCSM，OPLLいずれにおいても前方法でより良好な結果が得られた[4,5]．特に50％以上の脊柱管占拠率を有する大きなOPLL症例や後弯症例においては，前方法が優れていた[5]．椎弓形成術においては脊髄が後方にシフトすることでの間接除圧により脊髄圧迫が解除されるので，OPLL患者において前方圧迫要素が大きい場合やアライメントが不良の場合は，除圧が不十分となりやすいことが一因としてあげられる．同様にCSMに対しても術前に前方脊髄圧迫病変が大きい症例や後弯症例などでは，術後に脊髄圧迫が残存し，成績不良因子となり得ることが報告されている[10]．

われわれは前方法，後方法の術後成績に差が生まれる要因として，後方除圧術後に残存する，もしくは経過中新たに発生する前方圧迫所見（ACS）に着目した．後方除圧術後のMRIによる

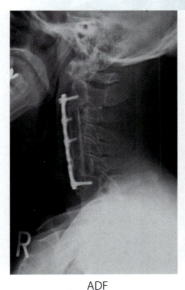 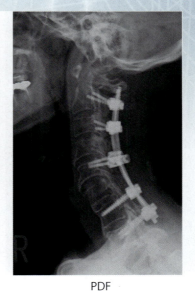

図4 術後X線写真
ADF（前方除圧固定術），PDF（後方除圧固定術）

評価では，ACSの存在は47例中16例（34.0％）に認め，ACSを認める例では，神経症状改善が不良であることが明らかになった．術後ACSを認めない症例（n=31）のJOAスコア改善率（65.6％）と前方群の改善率（72.9％）とに有意差を認めなかったことから，術後ACSの存在は後方法の成績不良因子と考えられた[6]．

また一方で，近年，頚椎症性脊髄症や頚椎OPLLに対して後方除圧術に固定術を加えたPDFの有用性が報告されている[3,11]．検討1では高占拠率OPLLに対しての後方除圧術単独は成績不良であったが，固定術を加えた場合には手術成績が改善する可能性が考えられる．しかしながら，椎弓形成術単独に比して，どの程度手術成績が改善されるか，前方固定術とどちらが優れているかに関しては不明であった．そこで検討3では，高占拠率OPLLに対してADFもしくはPDFを行った症例の手術成績を調査した（図4）．その結果，PDFではJOAスコア改善率は55.8％と良好であった．高占拠率OPLLに対して椎弓形成術単独で治療した場合の成績不良となる要因は，①前方圧迫要素の残存，②圧迫残存部での動的因子の残存，③術後の後弯化に伴う脊髄圧迫の増大が考えられる．PDFではこれらの②③を制御できる点で，椎弓形成術単独よりも優れている．検討1において50％以上の占拠率を有する頚椎OPLLに対する当科の椎弓形成術のJOAスコア改善率が約42％であることを考えると，実際にPDFは椎弓形成術単独に比べて良好な手術成績が期待できると考えられる．一方で，ADFとPDFの比較においては，術後JOA改善率に有意差を認めなかったものの，後弯例ではADFの改善が優れていた．前方要素圧迫が大きい症例でさらにアライメントが後弯位であった場合，間接除圧の効果は少なく（図5），上記の②③を制御できたとしても，症状改善に限界があるものと考える．

まとめ

CSM前向き比較研究における術後神経症状改善はADFがLAMPよりも優れていた．特にADFは上肢機能改善において有利であった．これら

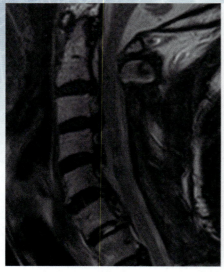 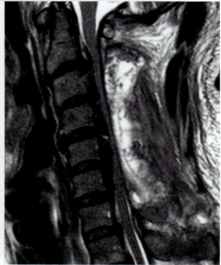

前弯例　　　　　　　　　　　　後弯例
図5　高占拠率OPLLに対する後方除圧固定術（PDF）後のMRI画像

の差は術後に残存する前方圧迫要素により起こる可能性が示唆された．

　また頚椎OPLLに対してもADFはLAMP単独よりも神経症状改善に優れていた．特に脊柱管占拠率50％以上の大きなOPLL症例や後弯例においてその差は顕著であった．占拠率50％を超える高占拠率OPLLに対するADFとPDFの比較において，神経症状改善に有意差がなかったが，後弯症例ではADFが優れていた．一方で周術期合併症はADFで多かったので，特に前弯の保たれているhigh risk症例ではPDFを考慮する必要があると考える．

文　献

1) Hirabayashi K, Watanabe K, Wakano K et al : Expansive open-door laminoplasty for cervical spinal stenotic myelopathy. Spine (Phila Pa 1976) 8 : 693-699, 1983
2) Zdeblick TA, Bohlman HH : Cervical kyphosis and myelopathy. Treatment by anterior corpectomy and strut-grafting. J Bone Joint Surg Am 71 : 170-182, 1989
3) Fehlings MG, Barry S, Kopjar B et al : Anterior versus posterior surgical approaches to treat cervical spondylotic myelopathy: outcomes of the prospective multicenter AOSpine North America CSM study in 264 patients. Spine (Phila Pa 1976) 38 : 2247-2252, 2013
4) Hirai T, Okawa A, Arai Y et al : Middle-term results of a prospective comparative study of anterior decompression with fusion and posterior decompression with laminoplasty for the treatment of cervical spondylotic myelopathy. Spine (Phila Pa 1976) 36 : 1940-1947, 2011
5) Sakai K, Okawa A, Takahashi M et al : Five-year follow-up evaluation of surgical treatment for cervical myelopathy caused by ossification of the posterior longitudinal ligament: a prospective comparative study of anterior decompression and fusion with floating method versus laminoplasty. Spine (Phila Pa 1976) 37 : 367-376, 2012
6) Hirai T, Kawabata S, Enomoto M et al : Presence of anterior compression of the spinal cord after laminoplasty inhibits upper extremity motor recovery in patients with cervical spondylotic myelopathy. Spine (Phila Pa 1976) 37 : 377-384, 2012
7) Yoshii T, Sakai K, Hirai T et al : Anterior decompression with fusion versus posterior decompression with fusion for massive cervical ossification of the posterior longitudinal ligament with a ≥50％ canal occupying ratio: a multicenter retrospective study. Spine J 16 : 1351-1357, 2016

8) Edwards CC 2nd, Heller JG, Murakami H : Corpectomy versus laminoplasty for multilevel cervical myelopathy: an independent matched-cohort analysis. Spine (Phila Pa 1976) 27 : 1168–1175, 2002
9) Liu T, Xu W, Cheng T et al : Anterior versus posterior surgery for multilevel cervical myelopathy, which one is better? A systematic review. Eur Spine J 20 : 224–235, 2011
10) Suda K, Abumi K, Ito M et al : Local kyphosis reduces surgical outcomes of expansive open-door laminoplasty for cervical spondylotic myelopathy. Spine (Phila Pa 1976) 28 : 1258–1262, 2003
11) Lee CH, Lee J, Kang JD et al : Laminoplasty versus laminectomy and fusion for multilevel cervical myelopathy: a meta-analysis of clinical and radiological outcomes. J Neurosurg Spine 22 : 589–595, 2015

*　　　*　　　*

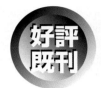

口腔画像臨床診断学

好評既刊

監修　清水　正嗣
　　　神田　重信

編集　神田　重信（代表）
　　　有地　榮一郎
　　　山本　悦秀
　　　湯浅　賢治
　　　吉浦　一紀

画像診断学を学習する
歯学生の参考書として！
研修医の臨床における
診断の参考や病変の理解に！
臨床医や歯科放射線医にも！！

第1章では，まず画像診断を行う場合の基礎知識として検査法の解説を示し，次に各画像検査法ごとの画像の解剖や基本画像の読像について説明を加えた．

第2章では，口腔全般の疾患を取り上げ，各疾患ごとの典型的な画像を提示し，それらの特徴を解説した．

従来の歯科放射線診断学書が前述の第2章までで終わっているのが通例であった．しかし，本書では第3章において，口腔外科専門医の執筆者により，各疾患の症例ごとに臨床所見・画像所見・手術所見・術後所見・病理組織所見などをまとめて説明していただいた．病変の診断と治療の理解が深まることを期待したい．　（序文より）

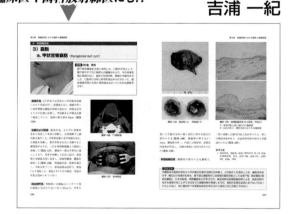

● B5判 422ページ
● 定価7,000円＋税

―本書の目次―

第1章●画像診断の検査方法と基本画像
1. X線検査法の基本
2. 口内法X線写真の基本的撮影法と基本画像
3. 口内法X線写真のX線解剖
4. パノラマX線写真の基本的撮影法と画像
5. 頭部・顔面の基本的撮影法とX線解剖
6. 顎関節の基本的撮影法とX線解剖
7. 下顎骨の基本的撮影法とX線解剖
8. X線画像の基本的な読み方
9. 造影X線検査法
10. コンピュータX線断層法（CT）
11. MR検査法
12. 超音波検査法
13. 核医学検査法
14. Interventional Radiology (IVR)

第2章●各種疾患の画像診断
1. 歯および歯周疾患の画像診断
2. 顎骨疾患の画像診断
3. 上顎洞疾患の画像診断
4. 顎関節疾患の画像診断
5. 唾液腺疾患の画像診断
6. 軟部組織疾患の画像診断
7. 先天性形成不全症・後天性発育障害の画像診断
8. インプラント術前の画像診断
9. 嚥下障害の画像診断
10. 外傷の画像診断
11. 悪性腫瘍の画像診断

第3章●各種症例における臨床と画像診断
1. 歯牙・顎骨などの硬組織病変
2. 軟組織病変

第4章●画像診断における放射線被曝と防護
1. 総論
2. X線検査における被曝線量と防護
3. CT検査における被曝線量と防護
4. 核医学画像検査における被曝線量と防護

発行所●株式会社アークメディア
〒102-0075東京都千代田区三番町7-1朝日三番町プラザ406号
電話03-5210-0821／ファクシミリ03-5210-0824
ホームページ　http://www.arcmedium.co.jp/
e-mail　arc21@arcmedium.co.jp

Part5 その他

特集/頚髄症のUp-to-date

JOACMEQを用いた頚部脊髄症の治療成績評価
Outcome measurement with JOACMEQ for cervical myelopathy

和田 英路*
Wada Eiji

抄録▶ JOACMEQは，患者立脚型アウトカムとして作成された，頚髄症に対する治療成績評価基準である．約7年間にわたる，全国の脊椎外科専門医の協力と統計学的な解析を経て作成され，「国際化」，「患者立脚型評価」，「多面的評価」，「評価基準の科学性」などの国際水準を満たす治療成績評価基準である．JOAスコアでは評価できなかった，「頚椎機能」や「QOL」などの治療成績を評価することが可能であり，JOACMEQを用いて治療成績を評価することで，頚椎外科のさらなる発展が期待できる．

Key Words 頚部脊髄症（cervical myelopathy），日本整形外科学会頚部脊髄症評価質問票（JOACMEQ），日本整形外科学会頚髄症治療成績判定基準（JOAスコア）

*大阪警察病院 脊椎・脊髄センター

はじめに

1975年に作成された日本整形外科学会頚髄症治療成績判定基準（以下JOAスコア）は，世界に先駆けて，頚髄症の症状（上肢および下肢の痙性麻痺，四肢体幹の知覚障害，膀胱直腸障害）を包括的に点数で評価する治療成績評価基準であった．JOAスコアを使用して，多くの頚髄症に関する臨床研究が行われ，国内外で膨大な数の学会発表や論文発表などが行われてきた．

しかし，Evidence-based medicine（EBM）の概念の発展に伴い，治療成績評価法にも科学性が求められるようになってきた．このような背景から，日本整形外科学会の委託を受けた日本脊椎外科学会は，全国調査によるデータ収集と統計学専門家を含む委員会でのデータ解析を経て，日本整形外科学会頚部脊髄症評価質問票（以下JOACMEQ）を完成させた．

JOACMEQ開発の経緯は，日本整形外科学会および日本脊椎脊髄病学会のホームページで公表され[1]，また2012年には，日本整形外科学会日本脊椎脊髄病学会診断評価等基準委員会から，「JOABPEQ，JOACMEQマニュアル[2]」も発行された．

JOACMEQ使用の実際

JOACMEQの質問票（図1），使用の手引，Excelソフトを用いた専用の計算ソフトとマニュアルは，日本整形外科学会および日本脊椎脊髄病学会のホームページからダウンロードできる[1]．

用紙は全部で3枚あり，1枚目と2枚目には24項目の質問がある．24項目の質問に対する自記式の回答結果から，定められた式に基づいて，「頚椎機能」，「上肢運動機能」，「下肢運動機能」，「膀胱機能」および「QOL」の5つの重症度スコアを計算する（図2）．計算はホームページからダウンロードできる専用のExcelシートの利用が便利である．また，タブレットに質問を表示させて，タッチパネルで回答を選択するとともに，

最近1週間ぐらいを思い出して、設問ごとに、あなたの状態にもっとも近いものの番号に○をつけてください。日や時間によって状態が変わる場合は、もっとも悪かったときのものをお答えください。

問1-1 いすに腰掛けて、首だけを動かして、自分の真上の天井をみることができますか
　　1）できない　　2）無理をすればできる　　3）不自由なくできる

問1-2 コップの水を一気に飲み干すことができますか
　　1）できない　　2）無理をすればできる　　3）不自由なくできる

問1-3 いすに座って、後ろの席に座った人の顔を見ながら話をすることが出来ますか
　　1）できない　　2）無理をすればできる　　3）不自由なくできる

問1-4 階段を下りるときに、足元を見ることができますか
　　1）できない　　2）無理をすればできる　　3）不自由なくできる

問2-1 ブラウスやワイシャツなどの前ボタンを両手を使ってかけることができますか
　　1）できない　　2）時間をかければできる　　3）不自由なくできる

問2-2 きき手でスプーンやフォークを使って食事ができますか
　　1）できない　　2）時間をかければできる　　3）不自由なくできる

問2-3 片手をあげることができますか（左右の手のうち悪いほうで答えてください）
　　1）できない　　2）途中まで（肩の高さぐらいまで）ならあげることができる
　　3）すこし手が曲がるが上にあげることができる　　4）まっすぐ上にあげることができる

問3-1 平らな場所を歩くことができますか
　　1）できない
　　2）支持（手すり、杖、歩行器など）を使ってもゆっくりとしか歩くことができない
　　3）支持（手すり、杖、歩行器など）があれば、歩くことができる
　　4）ゆっくりとならば歩くことができる
　　5）不自由なく歩くことができる

問3-2 手で支えずに片足立ちができますか
　　1）どちらの足もほとんどできない
　　2）どちらかの足は10秒数えるまではできない
　　3）両足とも10秒数える間以上できる

問3-3 あなたは、からだのぐあいが悪いことから、階段で上の階へ上ることをむずかしいと感じますか
　　1）とてもむずかしいと感じる　　2）少しむずかしいと感じる
　　3）まったくむずかしいとは感じない

問3-4 あなたは、からだのぐあいが悪いことから、体を前に曲げる・ひざまずく・かがむ動作をむずかしいと感じますか。どれかひとつでもむずかしく感じる場合は「感じる」としてください
　　1）とてもむずかしいと感じる　　2）少しむずかしいと感じる
　　3）まったくむずかしいとは感じない

問3-5 あなたは、からだのぐあいが悪いことから、15分以上つづけて歩くことをむずかしいと感じますか
　　1）とてもむずかしいと感じる　　2）少しむずかしいと感じる
　　3）まったくむずかしいとは感じない

図1-1　日本整形外科学会頚部脊髄症評価質問票（JOACMEQ）

問4-1 おしっこ（尿）を漏らすことがありますか
1) いつも漏れる　2) しばしば漏れる　3) 2時間以上おしっこ（排尿）しないと漏れる
4) くしゃみや気張ったときに漏れる　5) まったくない

問4-2 夜中に、トイレ（おしっこ（排尿））に起きますか
1) 一晩に3回以上起きる　2) 一晩に1、2回起きる　3) ほとんど起きることはない

問4-3 おしっこ（排尿）の後も、尿の残った感じがありますか
1) たいていのときにある　2) あるときとないときがある　3) ほとんどのときにない

問4-4 便器の前で（便器に座って）、すぐにおしっこ（尿）が出ますか
1) たいていのときすぐには出ない　2) すぐに出るときとすぐには出ないときがある
3) ほとんどのときすぐに出る

問5-1 あなたの現在の健康状態をお答えください
1) よくない　2) あまりよくない　3) よい　4) とてもよい　5) 最高によい

問5-2 あなたは、からだのぐあいが悪いことから、仕事や普段の活動が思ったほどできなかったことがありましたか
1) いつもできなかった　2) ほとんどいつもできなかった
3) ときどきできないことがあった　4) ほとんどいつもできた　5) いつもできた

問5-3 痛みのために、いつもの仕事はどのくらい妨げられましたか
1) 非常に妨げられた　2) かなり妨げられた　3) 少し妨げられた
4) あまり妨げられなかった　5) まったく妨げられなかった

問5-4 あなたは落ち込んでゆううつな気分を感じましたか
1) いつも感じた　2) ほとんどいつも感じた　3) ときどき感じた
4) ほとんど感じなかった　5) まったく感じなかった

問5-5 あなたは疲れ果てた感じでしたか
1) いつも疲れ果てた感じだった　2) ほとんどいつも疲れ果てた感じだった
3) ときどき疲れ果てた感じだった　4) ほとんど疲れを感じなかった
5) まったく疲れを感じなかった

問5-6 あなたは楽しい気分でしたか
1) まったく楽しくなかった　2) ほとんど楽しくなかった
3) ときどき楽しい気分だった　4) ほとんどいつも楽しい気分だった
5) いつも楽しい気分だった

問5-7 あなたは、自分は人並みに健康であると思いますか
1)「人並みに健康である」とはまったく思わない
2)「人並みに健康である」とはあまり思わない
3) かろうじて「人並みに健康である」と思う
4) ほぼ「人並みに健康である」と思う
5)「人並みに健康である」と思う

問5-8 あなたは、自分の健康が悪くなるような気がしますか
1) 悪くなるような気が大いにする
2) 悪くなるような気が少しする
3) 悪くなるような気がするときもしないときもある
4) 悪くなるような気はあまりしない
5) 悪くなるような気はまったくしない

複写は可だが、改変を禁ずる
会員以外の無断使用を禁ずる。

© 2007 社団法人日本整形外科学会

図1-2　日本整形外科学会頚部脊髄症評価質問票（JOACMEQ）

次の各症状について、「痛みやしびれが全くない状態」を0、「想像できるもっともひどい状態」を10と考えて、<u>最近1週間で</u>最も症状のひどい時の痛みやしびれの程度が、0から10の間のいくつぐらいで表せるかを線の上に記してください。

くびや肩の痛みやこりがある場合、その程度は
0 ├──────────────┤ 10

胸を締め付けられる様な感じがある場合、その程度は
0 ├──────────────┤ 10

腕や手に痛みやしびれがある場合、その程度は（両手にある場合はひどい方）
0 ├──────────────┤ 10

胸から足先にかけて**痛みやしびれ**がある場合、その程度は
0 ├──────────────┤ 10

まったくない　　　　　　　　　想像できるもっともひどい状態

複写は可だが、改変を禁ずる
会員以外の無断使用を禁ずる。
© 2007 社団法人日本整形外科学会

図1-3　日本整形外科学会頚部脊髄症評価質問票（JOACMEQ）

図2　重症度スコアの計算式

頚椎機能
　（問1-1×20＋問1-2×10＋問1-3×15＋問1-4×5－50）

上肢運動機能
　（問1-4×5＋問2-1×10＋問2-2×15＋問2-3×5＋問3-1×5－40）×100÷95

下肢運動機能
　（問3-1×10＋問3-2×10＋問3-3×15＋問3-4×5＋問3-5×5－45）×100÷110

膀胱機能
　（問4-1×10＋問4-2×5＋問4-3×10＋問4-4×5－30）×100÷80

QOL
　（問5-1×3＋問5-2×2＋問5-3×2＋問5-4×5＋問5-5×4＋問5-6×3＋問5-7×2＋問5-8×3－24）×100÷96

5つの重症度スコアの計算が可能なソフトも使用可能である．

5つの重症度スコアは0〜100ポイントの値をとり，値が大きいほど良好な状態である．5つの重症度スコアは因子ごとに解析に使用し，5つ全部もしくはその一部を合計した値は統計学的に意味を持たない．

治療前後のように2時点で調査を行い，その変化量で治療効果を判断する場合も，「臨床的に意義のある最小変化量（minimal clinical important difference）」の概念が導入されており，マニュアルに沿った解析が必要である．

個人ごとに判定する場合は，1）治療前に比べて，治療後のスコアの値が20ポイント以上の上昇をしている場合，または2）治療前のスコアの値が90ポイント未満であり，かつ，治療後のスコアの値が90ポイント以上の値に達した場合，のいずれかを満たす場合「効果あり」と判定する．

集団での有効率は，集団での有効率＝（「効果あり」と判断された個人の数）÷｛（集団を構成する個人の数）－（治療前からスコアの値が90ポイント以上かつ治療後のスコアの値が90ポイント以上である者の数）｝で計算する．

群間（1群，2群もしくは3群以上）の効果の差の評価は，治療前からスコアの値が90ポイント以上かつ治療後のスコアの値が90ポイント以上である者を解析対象から外した上で，1）集団の有効率：集団ごとに有効率を求め，母比率の検定を行う，2）個人ごとにスコアの差を求め，差についてノンパラメトリックの群間比較の解析（2群場合はMann-WhitneyのU検定（Wilcoxonの順位和検定も同等），3群以上の場合はKruskal-Wallis検定＋多重比較）を行う，のいずれかで検定を行う．

JOACMEQの有用性

JOACMEQでは，JOAスコアと比較して．1）頚椎機能の評価が可能，2）QOLの評価が可能，3）治療法ごとの成績の違いを明らかにできる，4）頚部脊髄症の原因疾患ごとの病態の違いを明らかにできる，など期待されている．

川上ら[9]は，頚椎椎間板ヘルニア（CDH）および頚椎症性脊髄症（CSM）の症例をJOACMEQとJOAスコアを用いて重症度を評価し，「頚椎機能」と「QOL」はJOAスコアの説明変数とならなかったことから，JOACMEQは従来のJOAスコアでは検出できていなかった「頚椎機能」と「QOL」が評価可能となったとしている．また，CDHとCSMとでJOAスコアとJOACMEQの関連に差があることから，JOACMEQのほうが頚部脊髄症の原因疾患ごとの特異性を検出で

きる可能性を指摘している．また，千葉[10]や大島[11]らも，頚椎後縦靱帯骨化症（OPLL）症例をJOACMEQとJOAスコアを用いて評価した結果から，同様の指摘をしている．松永やTanakaらは健常者を対象とする研究から，各年代のJOACMEQの平均スコアを明らかにした[12,13]．Sasakiらは1,291名の一般住民を対象とした研究から，連続型OPLLは，混合型OPLLと比較して，JOACMEQの頚椎機能が優位に障害されていることを示した[14]．Ohyaらは，頚髄症の手術満足度はJOACMEQの下肢機能の改善との相関が強いことを示した[15]．また，頚椎椎弓形成術後の軸性疼痛に関しても臨床研究が行われ，原田らは後弯変形例では他のアライメント例と比較して術前の頚部痛が改善しない傾向にあることを報告し[16]，鳥飼らは軸性疼痛と術後頚椎アライメントとの関係はなく術前からの脊髄障害の残存を指摘している[17]．藤原らは，頚髄症患者の上肢機能を簡易上肢機能検査（simple test foe evaluating hand function : STEF）を用いて評価し，STEF得点はJOACMEQ上肢機能獲得点数と相関したが，上肢JOAスコアや10秒テストとは相関しなかったと報告している[18]．また，片開き式椎弓形成術の疾患別の手術成績に関してJOACMEQを用いて比較し，CSMとOPLL奨励の間で有意差を認めなかったことを報告している[19]．

　徐々にではあるが，JOACMEQによる臨床成績の論文の数も増加してきており，頚髄症の原因疾患ごとの病態や治療成績の差や，手術術式ごとの治療成績の差などが明らかにされることが期待される．

今後の課題

　現在までにJOAスコアで評価された頚髄症に対する治療成績の膨大なデータの蓄積を今後いかに活用するかは大きな課題である．JOACMEQとJOAスコアとの関係について，日本整形外科学会のホームページには，「原則的には，治療成績評価の概念が変わるわけですから，現行の評価基準（JOAスコア：筆者注）での評価とは対応しません．また，今後の臨床研究の手法がprospectiveなものが主体となってゆくと思われますので，今後については現行の評価基準に拘る必要はないと考えます．しかし，短期的には，retrospectiveに長期成績を見る場合には現行の評価基準を使わざるを得ないと思います．したがって，暫定的には2つの評価方法を使わざるを得ないと思います．」と記載されている．すなわち，JOAスコアは医師からの評価であるのに対して，JOACMEQは患者側からの評価であるので，この二つのスコアを比較することは統計学的には意味がないため，しばらくはJOACMEQとJOAスコアの両方で治療成績を評価することが必要である．一方，「いずれJOAスコアによる治療成績評価を中止するのか？」，「頚髄症の治療成績評価を患者側からの主観的な評価のみに委ねてよいのか？」，などは，今後の検討を要する課題と思われる．また，JOACMEQは治療前後などの2時点のスコアの比較には有用であるが，手術適応の決定など1時点での頚部脊髄症の重症度を判断するのは困難である．手術適応を決定する際に，JOACMEQをどのように使用していくかに関しても，今後の研究成果が待たれる．

おわりに

　JOACMEQが公表されてから10年を経過するが，約30年に及ぶ使用実績を持つJOAスコアと比較すると，日本の整形外科医の中でもその認知度は十分でなく，またその有用性に関しても十分な検証が得られていない．しかし，JOACMEQは科学的な治療評価基準に必要とされる，「国際性」，「患者立脚型評価」，「多面的評価」，の要件を満たす評価基準である．本邦の脊椎外科医がJOACMEQを用いて頚椎外科領域の

臨床研究の成果を世界に発信していくことで，日本の脊椎外科のさらなる発展につながることが期待されている．

一方，筆者の私見であるが，頚部脊髄症の治療成績評価を患者側からの主観的な評価のみに委ねてよいかについては未解決の問題もあり，今後もJOACMEQとともに，頚部脊髄症治療成績評価基準のゴールド・スタンダードであるJOAスコアや10秒テストも併用して臨床研究を継続していくことがJOACMEQの有用性をさらに明らかにするものと考えている．

文　献

1) 日本整形外科学会（http://www.joa.or.jp/member/frame.asp?id1=198）
2) 日本整形外科学会，日本脊椎脊髄病学会診断評価など基準委員会：JOABPEQ JOACMEQ マニュアル．南江堂，東京，2012
3) 社団法人日本整形外科学会：日本整形外科学会評価基準・ガイドライン・マニュアル集　第3版．日本整形外科学会，東京，1999
4) Fukui M, Chiba K, Kawakami et al : An outcome measure for patients with cervical myelopathy: the Japanese Orthopaedic Association Cervical Myelopathy Evaluation Questionnaire (JOACMEQ): an average score of healthy volunteers. J Orthop Sci 19 : 33–48, 2014
5) Fukui M, Chiba K, Kawakami M et al : Japanese Orthopaedic Association Cervical Myelopathy Evaluation Questionnaire (JOACMEQ): Part 2. Endorsement of the alternative item. J Orthop Sci 12 : 241–248, 2007
6) Fukui M, Chiba K, Kawakami M et al : Japanese Orthopaedic Association Cervical Myelopathy Evaluation Questionnaire: part 3. Determination of reliability. J Orthop Sci 12 : 321–326, 2007
7) Fukui M, Chiba K, Kawakami M et al : Japanese Orthopaedic Association Cervical Myelopathy Evaluation Questionnaire (JOACMEQ): part 4. Establishment of equations for severity scores. Subcommittee on low back pain and cervical myelopathy, evaluation of the clinical outcome committee of the Japanese Orthopaedic Association. J Orthop Sci 13 : 25–31, 2008
8) Fukui M, Chiba K, Kawakami M et al : JOA Back Pain Evaluation Questionnaire (JOABPEQ)/JOA Cervical Myelopathy Evaluation Questionnaire (JOACMEQ). The report on the development of revised versions. April 16, 2007. The Subcommittee of the Clinical Outcome Committee of the Japanese Orthopaedic Association on Low Back Pain and Cervical Myelopathy Evaluation. J Orthop Sci 14 : 348–365, 2009
9) 川上　守，千葉一裕，福井　充，他：日本整形外科学会頚部脊髄症評価質問票（JOACMEQ）を用いた患者評価と日本整形外科学会頚椎症治療成績判定基準（JOAスコア）の関係について　頚椎椎間板ヘルニア，頚椎症の症例を用いて：脊椎脊髄ジャーナル 23 : 174–179, 2010
10) 千葉一裕，川上　守，金森昌彦，他：頚椎後縦靱帯骨化症に対する日本整形外科学会頚部脊髄症評価質問票（JOACMEQ）の有用性．脊椎脊髄ジャーナル 23 : 181–188, 2010
11) 大島和也，和田英路，岩崎幹季，他：頚椎の新しい評価基準（JOACMEQ）とJOAスコアの比較　頚椎症性脊髄症と頚椎後縦靱帯骨化症における術後の経時的変化（多施設臨床研究：大阪大学脊椎外科グループ）．脊椎脊髄ジャーナル 23 : 201–205, 2010
12) 松永俊二，古賀公明，小宮節郎：一般健常者における日本整形外科学会頚部脊髄症評価質問票（JOACMEQ）患者評価の基準として．脊椎脊髄ジャーナル 23 : 189–193, 2010
13) Tanaka N, Konno S, Takeshita K et al : An outcome measure for patients with cervical myelopathy: the Japanese Orthopaedic Association Cervical Myelopathy Evaluation Questionnaire (JOACMEQ): an average score of healthy volunteers. J Orthop Sci 19 : 33–48, 2014
14) Sasaki E, Ono A, Yokoyama T et al : Prevalence and symptom of ossification of posterior longitudinal ligaments in the Japanese general population. J Orthop Sci 19 : 405–411, 2014
15) Ohya J, Oshima Y, Takeshita K et al : Patient satisfaction with double-door laminoplasty for cervical compression myelopathy. J Orthop Sci 20 : 64–70, 2015
16) 原田崇弘，藤原　靖，泉文一郎，他：術前頚椎アライメントが頚椎椎弓形成術の術後成績に与える影響　JOACMEQを用いて．中部日本整形外科災害外科学会雑誌 59 : 129–130, 2016
17) 鳥飼英久，井上雅俊：頚椎椎弓形成術後の軸性疼痛と矢状面アライメントおよび臨床成績との関連．整形・災害外科 60 : 343–347, 2017
18) 藤原啓恭，海渡貴司，牧野孝洋，他：頚部脊髄症術前後の各種上肢機能評価（10秒テスト/JOAスコア/JOACMEQ/簡易上肢機能検査：STEF）の

相関および経時的変化に関する前向き研究．臨床整形外科 49：675–683, 2014
19）藤原啓恭, 海渡貴司, 牧野孝洋, 他：頚椎椎弓形成術を施行した頚椎症性脊髄症と頚椎後縦靱帯骨化症における 10 秒テスト /JOA スコア/JOACMEQ の経時的変化, および後方除圧高位が頚部痛と頚椎機能に与える影響に関する前向き比較研究．臨床整形外科 51：9–18, 2016

* * *

学術集会案内

CHEF 主催イベントのお知らせ

CHEF 22nd Exeter Hip Symposium（Advanced Course）
　会　期：2018 年 4 月 14 日（土）11：00 〜 17：10
　会　場：NSK トレーニングセンター（東京都文京区後楽 2-6-1）
　テーマ：セメント使用による再置換術を学ぼう
　内　容：セメント THA による再置換術を学ぶアドバンスコース
　定　員：50 名
　〈海外招聘講師〉Prof. Ross William Crawford（Queensland University of Technology, Brisbane, Australia）
　〈特別講師〉櫻井 達郎（東邦大学大森医療センター），大浦 久典（北海道整形外科記念病院）
　　　　　　森島 達観（愛知医科大学），柴沼 均（神戸海星病院），秋山 治彦（岐阜大学）

CHEF 11th Cement Technique Course – Hands On –（Advanced Course）
　会　期：2018 年 4 月 15 日（日）8：30 〜 14：00
　会　場：NSK トレーニングセンター（東京都文京区後楽 2-6-1）
　テーマ：IBG を知ろう, セメントに慣れよう！
　内　容：模擬骨を使用したセメント THA 再置換術のハンズオンワークショップ
　定　員：15 名
　〈海外招聘講師〉Prof. Ross William Crawford（Queensland University of Technology, Brisbane, Australia）
　〈主な講師〉大塚 博巳（岐阜市民病院），片山 直行（北海道整形外科記念病院）
　　　　　　藤田 裕（京都桂病院），岩瀬 敏樹（浜松医療センター）

各プログラムの応募方法：申込はすべてインターネットで行っております．申込要項はホームページをご参照ください．ホームページ：http://chef.kenkyuukai.jp/special/?id=16590
運営事務局：Cemented Hip Education Foundation/CHEF 事務局
株式会社ピーシーオーワークス内　担当／佐瀬マリア　TEL：03-6869-0346 / FAX：03-3291-3635

Part5 その他

特集／頚髄症の Up-to-date

圧迫性頚髄症急性増悪例に対する顆粒球コロニー刺激因子（G-CSF）を用いた神経保護療法：臨床研究
Clinical trial for acute aggravation of compressive myelopathy symptoms using granulocyte colony-stimulating factor

國府田 正雄[*]　安部 哲哉[*]　船山　徹[*]　野口 裕史[*]　三浦 紘世[*]
Koda Masao　　　Abe Tetsuya　　　Funayama Toru　　Noguchi Hiroshi　　Miura Kosei

長島 克弥[*]　熊谷　洋[*]　俣木 健太朗[*]　山崎 正志[*]　古矢 丈雄[**]
Nagashima Katsuya　Kamagai Hiroshi　Mataki Kentaro　Yamazaki Masashi　Furuya Takeo

飯島　靖[**]　斉藤 淳哉[**]　北村 充広[**]　宮本 卓弥[**]　大鳥 精司[**]
Iijima Yasushi　　Saito Junya　　Kitamura Mitsuhiro　Miyamoto Takuya　Ohtori Seiji

抄録▶ 圧迫性頚髄症急性増悪例に対する顆粒球コロニー刺激因子（G-CSF）の神経保護効果を明らかにすべく臨床研究を実施している．安全性試験および多施設前向き・非ランダム化・非盲検化試験を行ったところ，G-CSF療法の安全性が確認でき，また有効性が示唆された．高いエビデンスレベルでG-CSFの治療効果を証明するために，前向き・ランダム化・プラセボ対照・単盲検並行群間比較試験を現在も継続施行中である．

Key Words　圧迫性頚髄症，顆粒球コロニー刺激因子（G-CSF），神経保護療法

[*]筑波大学医学医療系 整形外科
[**]千葉大学大学院医学研究院 整形外科

背景

　圧迫性頚髄症は椎間板ヘルニア・骨棘・靱帯骨化などにより慢性的に脊髄が圧迫され脊髄障害をきたす疾患群であり，緩徐進行性の経過を呈することが多い．静的圧迫に加え，頚椎の可動性・不安定性によるいわゆる dynamic factor も圧迫性頚髄症の症状発現に関与することが知られている[1]．また脊髄に繰り返し加わる圧迫力・伸展力などの外力が軸索を損傷または血管を閉塞することも脊髄症発症に関与することが報告されている（図1）．しかし脊髄症発症に関与する分子メカニズムについてはまだ不明な点が多い．

　近年，脊髄損傷の病態生理・分子病態が明らかになりつつあり，薬物療法の研究も盛んに行われている．急性脊髄損傷の病態には一次損傷と二次損傷があることが知られている．一次損傷とは外力による機械的な損傷であり，二次損傷とは一次損傷により惹起される生体反応によって組織障害が拡大するプロセスを指す．薬物などによる治療により二次損傷を抑制して組織障害を最小限に食い止めることで機能予後を改善することが可能と思われ，神経保護療法と総称される[2]．

　一方，脊髄損傷とは異なり圧迫性頚髄症には現在のところ gold standard となる動物モデルがないことなどからその病態には不明な点が多かったが，脊髄損傷の病態解明が日進月歩の勢いで進むにつれ，圧迫性頚髄症の分子病態も脊髄損傷から得られた知見を外挿することにより一部明らかになりつつある．慢性的な脊髄圧迫

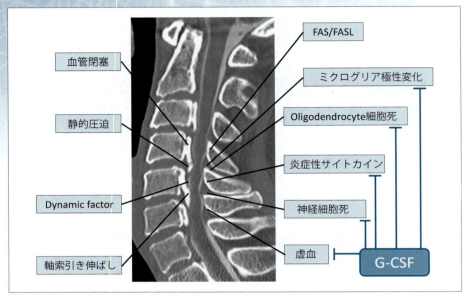

図1 想定されるG-CSFの圧迫性頚髄症に対する作用機序

により急性脊髄損傷と同様にFas/Fas ligand系の活性化[3]，tumor necrosis factor-α（TNF-α）の発現上昇[4]，ミクログリアの極性変化[5]などのメカニズムにて神経細胞・グリア細胞の細胞死さらに脱髄などが惹起され，脊髄の機能障害が起こるという報告がある（図1）．

顆粒球コロニー刺激因子（Granulocyte colony-stimulating factor：G-CSF）は血球系に作用する増殖因子であり，顆粒球系細胞の分化・増殖・生存促進などの作用を有する[8]．本邦では，白血球減少症に対して，また末梢血幹細胞移植ドナーに対して，造血幹細胞の末梢血への動員のための投与が臨床的に行われている[9]．われわれはラットおよびマウスの脊髄損傷モデルにG-CSFの投与を行ったところ，投与後に後肢機能が有意に改善した．さらにわれわれは，G-CSFの損傷脊髄に対する作用機序について検討を進めた．現在までに得られたデータから，①G-CSFにより動員された骨髄由来幹細胞が脊髄損傷部に生着する[8]，②直接的に神経細胞死を抑制する[9]，③Oligodendrocyteの細胞死を抑制し髄鞘を保護する[10]，④炎症性サイトカイン（TNF-α，IL-1β）発現を抑制する[10]，⑤血管新生を促進する[11]，という効果が明らかとなった．この基礎的データをもとに当グループでは脊髄損傷に対するG-CSF神経保護療法の臨床研究（安全性試験，前向き非ランダム化・非盲検化比較試験の2試験）を施行し，さらに現在医師主導治験（前向き・ランダム化・二重盲検並行群間比較試験）を施行中である．

圧迫性頚髄症の患者において，時に比較的軽い外傷を契機に，または誘引なく急速な症状の増悪をみることがある．こうした脊髄症の急性増悪は少なくとも部分的には急性脊髄損傷と類似した病態が想定されているため，急性脊髄損傷と同様の薬物療法が奏効する可能性がある．そこで圧迫性頚髄症急性増悪例に対してG-CSFは神経保護効果を持つ（図1）という作業仮説のもと，臨床研究を実施した．

今までの臨床研究

われわれは圧迫性頚髄症急性増悪患者に対するG-CSFの臨床試験を千葉大学医学部附属病院の治験審査委員会に申請し，2008年3月に承認

され，2008年6月より臨床研究を開始した．このプロジェクトは，平成20〜22年度の厚生労働科学研究費補助金（H20-臨床研究-一般-013）の交付を受けた．

まずはじめに圧迫性頸髄症急性増悪例に対するG-CSFの安全性試験を施行した．試験デザインはオープンラベル用量漸増試験で，コントロールを設定しないものである．第一段階として5例にG-CSFとして5μg/kg/日を連続5日間経静脈点滴静注投与し，第二段階として10例に10μg/kg/日を連続5日間点滴静注投与した．重篤な有害事象の発生もなく，圧迫性頸髄症急性増悪患者におけるG-CSF投与の安全性を確認した．この結果から，G-CSFの至適投与量・投与期間・投与方法は10μg/kg/日の5日間経静脈点滴静注投与と判断した[12]．

ついで，圧迫性脊髄症急性増悪患者を対象とするG-CSF神経保護療法の多施設前向き・非ランダム化・非盲検化比較対照試験を行った[13]．患者背景を表1に示す．頸髄症46例，胸髄症27例のエントリーがあった．背景因子においてコントロール群・G-CSF群の間に有意な差はなかった．患者割付は施設ごとに行った．すなわち当科にて入院加療した患者にはG-CSFを投与，ご協力いただいた施設で加療した患者をコントロール群とした．G-CSF群ではG-CSFを10μg/kg/日の5日間経静脈点滴静注投与し，1か月以上の待機期間の後に症状に応じて手術を行った．コントロール群では安静など，G-CSF投与以外の治療はG-CSF群と同様に行い，同じく1か月以上の待機期間の後手術を施行した．投与後2週・1か月・1年にてJOAスコア，投与前からの獲得点数および改善率を算出し，頸髄症・胸髄症それぞれにつきコントロール群とG-CSF群を比較検討した．

頸髄症では投与後2週時JOAスコア獲得点数がコントロール群で0.12±0.5点に対しG-CSF群で1.3±0.3点（p=0.04）と有意な改善を認

表1 圧迫性脊髄症急性増悪患者を対象とするG-CSF神経保護療法オープンラベル多施設前向き・非ランダム化・非盲検化比較対照試験の患者背景

頸髄症（n=46），胸髄症（n=27），それぞれの男女比，年齢，疾患内訳（CSM：頸椎症性脊髄症，OPLL：後縦靭帯骨化症，Disk hernia：椎間板ヘルニア，Spondylosis：胸椎症性脊髄症），術式（LMP：脊柱管拡大術，PDF：後方除圧固定術，ADF：前方除圧固定術，LMK：椎弓切除術）を示す．

	頸髄症（n=46）	胸髄症（n=27）
男：女	38：8	18：9
年齢	53.9（22〜72）	46.8（32〜74）
疾患内訳	CSM：26 OPLL：16 Disk hernia：3 Other：1	OPLL：13 OLF：4 Spondylosis：3 Disk hernia：2 Others：5
術式	LMP：27 PDF：13 ADF：4 Others：2	PDF：16 LMK：5 Others：6
JOA score 投与前 投与後2w 投与後1Mo 投与後1y	8.1±2.9 9.4±2.4 10.1±2.7 12.2±2.4	3.5±1.8 4.4±2.0 4.6±2.0 7.1±2.2

め，同様にJOAスコア改善率もコントロール群で-2.6±6.2％に対しG-CSF群で13.6±3.8％（p=0.03）と有意な改善を認めた（図2）．胸髄症においても投与後2週時JOAスコア獲得点数がコントロール群で0.14±0.3点に対しG-CSF群で0.8±0.2点（p=0.07）と改善傾向を認め，同様にJOAスコア改善率もコントロール群で1.3±4.5％に対しG-CSF群で10.4±3.3％（p=0.06）と改善傾向を認めた（図2）．頸髄症・胸髄症ともに，手術を行った後である投与後1年ではJOAスコア獲得点数・改善率ともにコントロールとG-CSFの両群間に有意差はなかった．これらは圧迫性頸髄症急性増悪例に対するG-CSF神経保護療法の有効性を示唆する結果であった．投与後1年ではコントロール・G-CSF両群に差がな

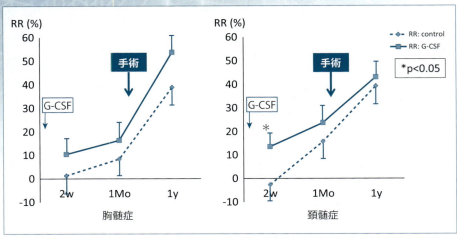

図2 臨床研究（多施設前向き，非ランダム化・非盲検化並行群間比較試験）の成績

表2 現在施行中の前向きランダム化・単盲検並行群間比較試験の選択・除外基準

組入れ基準
　圧迫性頸部脊髄症急性増悪患者（直近の1か月間にJOAスコア2点以上の悪化を認めたもの）
　年齢：20〜85歳
　十分な説明・患者本人の自由意思による文書同意
　1年間の通院が可能な患者
除外基準
　①本剤の成分に過敏症
　②白血病など造血系悪性疾患の既往
　③過去5年以内の悪性疾患の既往
　④心筋梗塞・狭心症の治療中
　⑤血栓・塞栓症の既往またはその傾向
　⑥脾腫
　⑦妊婦または妊娠可能性
　⑧意識障害
　⑨神経症状評価に影響を及ぼしうる神経疾患の併発
　⑩同意取得前にG-CSFまたはメチルプレドニゾロンコハク酸エステルナトリウムの投与を受けた患者
　（設定根拠：①〜⑦：安全性への配慮，⑧⑨：評価の正確性確保，⑩評価への影響）

かったこと（頸髄症・胸髄症とも）は手術による影響が大きく，すなわち手術成績自体にかなりばらつきがあることからG-CSFの効果がマスクされてしまった可能性がある．

施行中の臨床研究

現在までに施行した臨床試験によりG-CSFの圧迫性頸髄症急性増悪患者に対する有効性が示唆された．しかし，これまでの試験が非ランダム化・非盲検化のstudy designで行われたため，各種バイアスの影響を否定できない．そこで，より高いエビデンスレベルにて圧迫性頸髄症急性増悪に対するG-CSFの治療効果を証明するために，前向き・ランダム化・プラセボ対照・単盲検並行群間比較試験を計画した（図3）．選択除外基準を表2に示す．対象は，直近の1か月にJOAスコア2点以上の悪化をきたした20〜85歳の頸部脊髄症患者とした．除外項目は安全性・

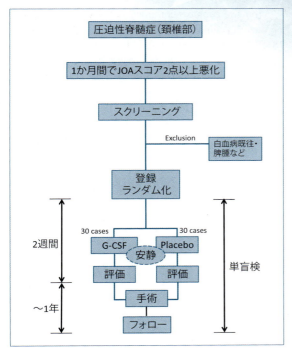

図3 現在施行中の前向きランダム化・単盲検並行群間比較試験のアウトライン

評価への影響などを考慮して設定した．本試験のプロトコルを図3に示す．

　圧迫性頚髄症急性増悪患者をスクリーニング，除外基準に抵触しないことを確認の後ランダムにプラセボ群とG-CSF群に割り付け，G-CSF群には10μg/kg/日を連続5日間点滴静注投与し，プラセボ群には生理食塩水を同量・同日程で投与する．両群とも厳密なベッド上安静を指示し，投与終了後2週間時点での投与前からのJOAスコア改善率を主要評価項目とした．本試験は現在も継続施行中である．

今後の展望

　引き続き臨床研究を行い，圧迫性頚髄症急性増悪例に対するG-CSF神経保護療法の有効性を高いエビデンスレベルで証明し，脊髄損傷とともに将来的には薬事承認を目指すことで「いつでも・どこでも・誰にでも」使用可能な，圧迫性頚髄症治療の一つのオプションとなりうること

を期待している．

文　献

1) Baptiste DC, Fehlings MG : Pathophysiology of cervical myelopathy. Spine J 6 : 190-197, 2006.
2) Rabchevsky AG, Patel SP, Springer JE : Pharmacological interventions for spinal cord injury: Where do we stand? How might be we step forward? Pharmacol Thrapeutics 132 : 15-29, 2011
3) Yu WR, Liu T, Kiehl TR et al : Human neuropathological and animal model; evidence supporting a role for Fas-mediated apoptosis and inflammation in cervical spondylotic myelopathy. Brain 134 : 1277-1292, 2011
4) Inukai T, Uchida K, Nakajima H et al : Tumor necrosis factor-alpha and its receptors contribute to apoptosis of oligodendrocytes in the spinal cord of spinal hyperostotic mouse (twy/twy) sustaining chronic mechanical compression. Spine 34 : 2848-2857, 2009
5) Hirai T, Uchida K, Nakajima H et al : The prevalence and phenotype of activated microglia/macrophages within the spinal cord of the hyperostotic mouse (twy/twy) changes in response to chronic progressive spinal cord compression: implications for human cervical compressive myelopathy. PLoS One 8 : e64528, 2013
6) Nicola NA, Metcalf D, Matsumoto M et al : Purification of a factor inducing differentiation in murine myelomonocytic leukemia cells. Identification as granulocyte colony-stimulating factor. J Biol Chem 258 : 9017-9023, 1983
7) Roberts AW : G-CSF: a key regulator of neutrophil production, but that's no all! Growth Factors 23 : 33-41, 2005
8) Koda M, Nishio Y, Kamada T et al : Granulocyte colony-stimulating factor (G-CSF) mobilizes bone marrow-derived cells into injured spinal cord and promotes functional recovery after compression-induced spinal cord injury in mice. Brain Res 1149 : 223-231, 2007
9) Nishio Y, Koda M, Kamada T et al : Granulocyte colony-stimulating factor (G-CSF) attenuates neuronal death and promotes functional recovery after spinal cord injury in mice. J Neuropathol Exp Neurol 66 : 724-731, 2007
10) Kadota R, Koda M, Kawabe J et al : Granulocyte colony-stimulating factor (G-CSF) protects oligodendrocyte and promotes hindlimb functional recovery after spinal cord injury in rats. PLoS One 7 : e50391, 2012.

11) Kawabe J, Koda M, Hashimoto M et al : Granulocyte colony-stimulating factor (G-CSF) exerts neuroprotective effects via promoting angiogenesis after spinal cord injury in rats. J Neurosurg Spine 15 : 414–421, 2011
12) Sakuma T, Yamazaki M, Okawa A et al : Neuroprotective therapy using granulocyte-colony stimulating factor for patients with worsening symptoms of compression myelopathy, part 1: a phase I and IIa clinical trial. Eur Spine J 21 : 482–489, 2012
13) Sakuma T, Yamazaki M, Okawa A et al : Neuroprotective therapy using granulocyte-colony stimulating factor for patients with worsening symptoms of thoracic myelopathy: a multicenter prospective controlled trial. Spine 37 : 1475–1478, 2012

＊　　＊　　＊

学術集会案内

第21回日本低侵襲脊椎外科学会学術集会

会　期：2018年11月29日（木）〜30日（金）
会　場：グランドプリンスホテル高輪（品川）
会　長：石井　賢（国際医療福祉大学医学部整形外科学）
学会ホームページ：http://jasmiss2018.umin.ne.jp/

特集●頚髄症の Up-to-date

THE ROUND TABLE MEETING

頚髄症の治療成績の向上と合併症予防のための方策

〈ご出席者〉

座談会

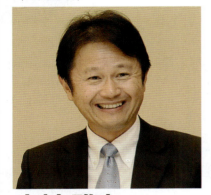

中村 雅也 先生
慶應義塾大学・整形外科
（本誌・編集委員）

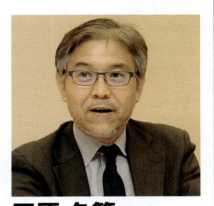

三原 久範 先生
横浜南共済病院・整形外科

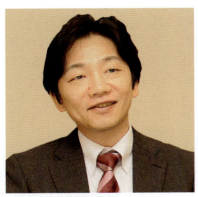

吉井 俊貴 先生
東京医科歯科大学・整形外科

2017年10月11日
東京にて収録

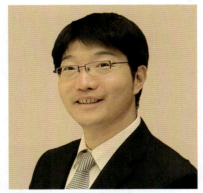

名越 慈人 先生
慶應義塾大学・整形外科

頚髄症の治療成績の向上と合併症予防のための方策

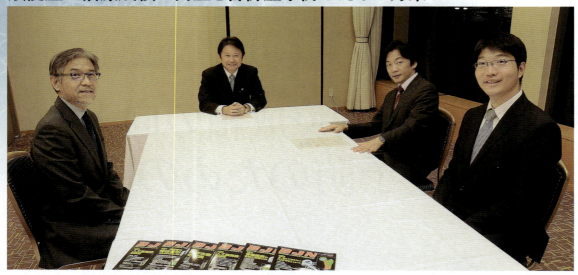

中村 「Bone Joint Nerve」の座談会を始めさせていただきます．今回は"頚髄症のUp-to-date"という特集号で，座談会のテーマとして「頚髄症の治療成績の向上と合併症予防のための方策」として，第一線でご活躍されている三人の先生方にお集まりいただきました．まず，自己紹介からお願いいたします．

三原 横浜南共済病院で脊椎・脊髄センターを担当しています三原久範と申します．今日はこれから次世代を引き継いでいく若い先生方と，すでにトップランナーである中村先生と一緒の座談会ということでテンションを上げて頑張りたいと思います．よろしくお願いいたします．

吉井 東京医科歯科大学整形外科の吉井と申します．脊椎グループのチーフをやっておりまして，私たちも頚椎を中心に多岐にわたる研究をやってきましたので，さまざまなトピックを織り交ぜてディスカッションできればと思います．よろしくお願いいたします．

名越 慶應義塾大学整形外科の名越と申します．私は慶應大学で助教として脊椎・脊髄グループに属しています．研究は頚椎グループの責任者の一人として携わらせていただいています．今回，慶應の研究内容やこれまでの歴史，また留学先のトロント大学で頚椎の勉強をしてまいりましたので，そういったことをお話しできればと考えています．よろしくお願いいたします．

中村 よろしくお願いいたします．この座談会に先立ってトピックとして4つの話題を用意させていただきましたので，これに従って話を進めていきたいと思います．

手術適応のタイミング

中村 1つ目ですが，脊椎・脊髄外科医がいつも頚髄症の治療方針決定の際に苦渋するところですが，手術適応のタイミングです．神経症状であったり，患者さんのいろいろな特性を考慮したうえで手術のタイミングを考えるわけですが，いま考えうる神経症状であったり，画像所見であったり，先生方が日々の臨床を通じてここが手術適応のタイミングだというところのご意見を伺いたいと思います．三原先生からお願いします．

三原 従来，JOAスコアで13点以下，あるいは12点以下になったら手術に臨みましょうというような話がよくありましたが，私の中ではどうも説得力があまりなくて，もう少し何か違う視点がないだろうかと思っていつも探っています．その中で，最近私は脊髄症を索路症状と髄節症状に分けて捉え，その病状によって手術のタイミングを考えた方がいいのではないかと思っています．特に髄節障害の場合には灰白質の障害がメインになっているので，手をこまねいていると神経細胞自体がどんどん傷んでしまうと考えています．ですから，髄節性障害がでてきている人の場合は，

THE ROUND TABLE MEETING
座談会

割と早いタイミングで手術をお勧めするようにしています．つまり，JOAスコアが15点ぐらいでかなりいい点数であっても，髄節障害が顕著な脊髄症の場合には早期の手術が望ましいと思っています．一方，長索路のサインがメインの方は急速に脊髄症が悪化することはあまりないので，症状の進行度や患者さんの条件などを考慮しながら決めてもいいのではないかと思っています．

中村 三原先生の適応の重視すべき点は髄節性障害で決めていらっしゃるということですね．吉井先生はいかがでしょうか．

吉井 私は一般的な指標が何かあった方がよいと考えております．スタンダードなカットオフラインを，何かしらの臨床スコアで引けるとわかりやすいと思います．以前はJOAの12〜13点以下は手術適応ということをいわれていたと思いますが，北米のAOSpineのガイドラインでmJOAは18点満点ですが，15点以下のsevereとmoderateはどちらも手術を推奨する．軽症例は必ずしも勧めないとなっているので，それは一応指標になるのではないかと考えています．また，ほとんど症状がないか軽症例に関しては予防的な手術を勧めるようなエビデンスはいまのところないのではないかといわれています．もう一点ですが，頚髄症がOPLLによるものか，CSMによるものかという点に関して台湾のNational registryで軽症例をずっと追ってどれくらい脊髄損傷になるかというのを報告しています．それによるとCSMは1年間に0.2％程度が脊髄損傷になりますが，OPLLは0.4％程度と倍以上の数字が出ています．CSMに比べてOPLLの方が軽症例でも今後悪化が予想されるとか，ご本人のご理解が得られれば手術を検討してもいいのではないかと考えています．このように手術適応がOPLLとCSMで若干違う可能性があると思います．特に外傷に対するリスクに関して，OPLLの発症要因としての外傷の割合が比較的高いことを中村先生も以前に報告されておりますし，やはりOPLLではCSMと手術の適応が異なると考えております．

中村 名越先生はいかがでしょうか．

名越 吉井先生がおっしゃったAOSpineのガイドラインに私も留学中に携わらせていただいて，論文が9月に出たのでそれを踏襲するかたちですが，mJOAが11点以下のsevereな症例と12〜14点のmoderateの症例は早いほうがいいのではないか．15〜18点までは議論の場にもいましたが手術しないほうがいい，してもいいのではないか，というような意見がいろいろあって，結局判断する基準がなくて最終的にアンケートのような投票のかたちで一応手術を勧めてもいいのではないか，という結論になりました．すなわち，リハビリであまり改善が得られないとか，症状が進行したらとか，保存治療がうまくいかない場合であれば手術適応と判断してよいのではないか，という内容でした．軽症はエビデンスがあまりないので，結論をなかなか出しづらいところではないかと思います．手術のタイミングは早い方が回復も早いという結論も，AOSpine CSM studyの前向き試験の結果の一つとしてThe Spine Journalに論文が刊行されているので，長い罹病期間をとるよりも症状が出ていれば早めに手術をしたほうがよいのではないかと考えています．

中村 今の先生方のお話をまとめると，三原先生は重症度というよりは神経症状の特性，特に髄節性障害を重んじるべきではないか．おそらくそれにはirreversibleな変化が起こってしまって術後の予後不良というか改善がよろしくないという経験に基づいてのコメントだと思います．吉井先生，名越先生がおっしゃったのは世間一般でいわれている方向に近いと思います．三原先生，具体的に髄節性障害の中で特に重んじるとすれば筋力低下ですか．

三原 そうですね．筋力低下が出始めると経時的に進行して，毎回診るたびに少しずつ筋萎縮が進んでいくといったパターンが多いので，そういう患者さんに対しては手をこまねいているよりも早めに手術を決断したほうがいいのではないかと思いますね．

中村 たとえばOPLL，CSMも含めて，一般的なパターンとして索路障害よりも髄節性障害のほうが顕在化するようなケースを先生は結構お持ちですか．

頚髄症の治療成績の向上と合併症予防のための方策

三原 髄節性障害の症例の方が手術適応を甘くしているので，手術症例数は多くなっていると思います．また，治療効果をみても髄節性障害のほうが改善がいいですね．切れ味がいいというか，早く回復してくれる．灰白質にある神経細胞そのものがダメージを受け始めた際に，細胞自体がこれ以上傷まないようにいい環境にしてあげたほうが当然リカバリーがよいと予想されます．そういう目で治療成績を比較すると，白質障害が主体の症例よりも灰白質障害の症例の方が症状改善がいいですね．このように治療効果を振り返ってみても，髄節性障害を早期治療に踏み込む一つの要因にあげています．

中村 なるほど．たとえば髄節性障害で一番先生が重視する筋力低下の中で近位筋，遠位筋があると思いますが，一番は？

三原 近位筋は少し発症からのタイムラグがあってもなんとかなりますが，遠位筋は厳しいですね．

中村 そうですね．高齢者は遠位筋ですね．

三原 そうです．その遠位筋がちょっと動きにくくなってきたという徴候があって，他の神経症状もよく吟味してこれは髄節性障害が出ているなと思ったら早めに手術を勧めています．そういう場合には索路症状があまり出ていないことが多くて，「歩き方は平気です」という患者さんが結構います．そうすると，医師としては積極的な治療をためらってしまいますね．でも，診断に自信が持てれば，手術に踏み込んでよいと考えています．もちろん，本当にmyelopathyなのかどうかをちゃんと症候学から吟味しないといけないとは思います．

中村 面白い切り口ですね．私は患者さんのADL，QOLからみるともちろん髄節性障害も大事ですが，索路障害のほうが歩行障害などADLに影響が大きいのではないかと思いましたが，むしろ索路をみる．頚損になるケースも転倒などを考えるとおそらく索路障害だと思うのです．そういう意味では索路障害と髄節性障害のどちらかという観点であまりみていませんでしたが，先生は回復の切れ味の程度ですね．

三原 そうですね．治療効果をみる．

中村 まさに今回の座談会テーマである治療成績向上のためには髄節性障害のほうをあまり遅らせてしまうとよくないということを勘案しての手術適応ということですね．

三原 索路障害が顕著に出てしまっている人，たとえば腱反射がかなり亢進している人たちに手術をして，速やかに腱反射がノーマルになりますかといったら，なかなかそうならないですよね．腱反射亢進を発見できた時点で，すでに索路の障害が結構進んでいる場合が多いので，そういった症例ではめざましい症状改善が見込めないのではないかと考えています．

中村 吉井先生，名越先生は一般的なスコアでいうと三原先生の適応よりもう少し重いと思いますね．その手前で三原先生は手術を適応されているという印象を持ちます．おそらく，JOAでもmJOAでもmoderate，severeを手術するというのはそんなに多くの人は反対しないと思います．要はもう少し軽いので髄節性障害が出たとか，OPLLで圧迫があるけど症状がないという症例をどうするかというのが今後のタイミングを考えるうえで重要なテーマになると思います．今は神経症状のほうから手術のタイミングについて議論していただきましたが，それに加えてわれわれが手にできている画像診断のほうから考えたときに，神経症状を勘案したうえで画像診断でこういった所見があったら手術適応を考慮するという点ではどうでしょうか．

名越 いわゆる狭窄ですね．CSMで脊柱管が狭い方．脊髄が圧迫されている方は適応にはなりますし，症状と画像が一致して責任高位を同定できることが大切だと思います．慶應でもMRIの前後屈を撮って，中間位だとあまりはっきりしなくても後屈では狭窄が顕著に出ていて，それに対して手術を行うと改善することも経験しています．現在，前後屈MRI画像の蓄積が200例以上あり，いま解析中ですが，ダイナミックな評価は大事な要素だと考えています．

中村 それは，moderate以上の症状があったら誰も文句いわないでしょうけど，軽症で神経症状が軽くて，ダイナミックなMRIで狭窄が結構ある場合，そういう場合も手術を考慮しますか．

THE ROUND TABLE MEETING
座談会

名越　後屈で狭くなっていることが一つの指標になると思いますが，軽い場合は画像所見と臨床所見が合うかというところがキーになると思います．

中村　先生はダイナミックMRI？

名越　はい．一つでしょうか．

吉井　私は必ずしもダイナミックMRIを撮っていませんが，狭窄が重度，OPLLでいうと占拠率が高くて，すでに発症しているが比較的軽症，画像の圧迫がsevereですと，その後の症状進行が比較的高率であるという報告があるので，早めに手術を検討してもよいのかなと思います．画像上重度の狭窄や不安定性があり，すでに神経障害が発症していたら，ある程度手術を早めに決断ポイントではないかと思います．先ほどのAOSpineの頚髄症ガイドラインの話に戻りますが，軽症例がradiculopathyのようなサインが出ているとそれはその後にmyelopathyが出現する確率が高くなるので，軽症例でも手術を考えたほうがよいとなっています．ここでのradiculopathyはひょっとしたら髄節性障害も含んでいる可能性もあり，そうするとなんとなく納得がいきます．すでに上肢の神経根症や髄節障害が発症しているが，下肢症状がない，もしくは軽い症例では結構な確率でその後，神経障害が増悪すると報告されておりますので，早めに手術を検討してもよいかと思いますし，これは三原先生の見解と一致するのかなと思います．

三原　先生がおっしゃるとおりで，radiculopathyとmyelopathyを本当にきれいに分けられるか，といったらかなり難しいですよね．そういう観点でいうと，髄節障害例にはradiculopathyも入っているかもしれません．いずれにせよ，髄節から神経根にまたがってsegmental（分節性）の障害が生じている場合には，動的要素の関与は相当大きいと思います．segmentalなサインはほとんど動的要素で起こっていると私は思っています．そう考えるとダイナミックMRIは低侵襲という意味で理想的だと思いますが，本当に症状を出すほど後屈位を何分間も持続できるかという点には疑念があるので，私はmyelographyを重視しています．ですから，手術候補になる人

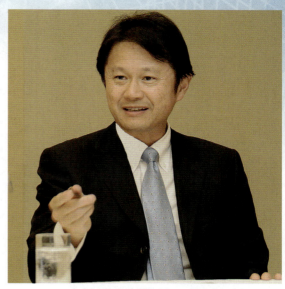

中村　雅也先生（本誌編集委員）

には全例myelographyをやって，動態で不安定性がある，あるいは前後屈によって狭窄が変化するという場合は早めの手術適応と考えています．

中村　いまダイナミックMRIと重度な狭窄などいくつか出ましたが，髄内輝度変化という観点からはどうでしょう．

名越　論文の多くはT2のシグナル変化は予後とあまり関係しない，と報告されています．経験上ですが，T2で輝度変化があるとそれなりに症状も出ていますし，振り返ってみると結局手術になるケースが多いと思います．輝度変化の有無に関して手術の適応を決めるというところまではあまり慶應では行っていないですね．

中村　T2 high, T1も含めて輝度変化だけではなくて，輝度のパターン，いくつか報告がでていますが，信号は適応には関係しないということですか．

名越　私個人はそうですが，どうでしょうか．

吉井　輝度変化に関しては予後に関係ないという報告もあれば，あるという報告もあって，それもcontroversialだと思います．少なくとも重度で進行性の脊髄症の手術は異論のないところですが，軽症でちょっと微妙な症状があるような症例においてMRIで輝度変化がある場合は，症

頚髄症の治療成績の向上と合併症予防のための方策

状がそこからきている一つの証拠になるので外科的治療を決断しやすいポイントにはなると思います．

中村 三原先生，どうでしょうか．

三原 輝度変化は手術適応の最終決定因子にはならないですね．いくつかの論文にでているように，私の経験では必ずしもT2 highがあるから成績が悪いとは限らないと思います．しかし，先ほどの動的なファクターの議論とかぶりますが，輝度変化が動きのある椎間レベルに限局している場合には，かなりリスキーな環境だろうと想定されます．その場合には，髄内輝度変化の出現は早めに治療したほうがいいと考える一つの要因と捉えています．

中村 いまの皆さんのご意見は非常にリーズナブルだと思いました．髄節性障害とおっしゃられましたので，そのへんを考慮されるのかと思いました．diffuseに脊髄全体に拡がるようなT2 highというのは気にされるかたもいらっしゃるのでどうかと思いました．ただ，画像診断が最終決定因子になるということは私もないと思います．いまわれわれが持っているイメージング技術で確定的にいえるのはそういうことだろうと思います．

重度狭窄例・後弯症例への術式選択

中村 次のトピックです．治療成績を向上しなくてはいけないという意味ではわれわれが日々の治療で難渋している重度狭窄例と後弯を伴った症例に対する術式選択です．前方あるいは後方，さらに除圧か固定か，本当に長い歴史があるトピックで，この座談会で結論が出せるとは思いませんが，いま皆さんが思うところを述べていただければと思います．吉井先生からお願いします．

吉井 重度狭窄に関して，狭窄が強いから前方・後方を分けることはあまりしておりません．ただCSMの場合ですが，後弯症例は後方からの成績不良も報告されていますので，前方手術を選択するか，後方アプローチの場合，固定を追加することも多くやっております．OPLLの場合，圧迫要素は主に前方にあるわけですが，手術アプローチを選ぶポイントとして，占拠率やアライメント，もしくはそれを合わせたK-lineが指標として報告されていると思います．OPLLの重度狭窄例すなわち骨化占拠率が大きい，もしくは後弯例に関してはできれば前方でやりたいですが，高齢や呼吸器系の障害を持っている場合には主に後方除圧に固定を追加する手術をやっております．繰り返しになりますが，CSMは狭窄の強さでは術式を分けず，アライメント後弯例に対して前方を主に選択しています．

中村 後弯例は主に前方で……．

吉井 もしくは後方除圧固定ですね．もう一点，私たちは頚椎椎弓形成術後の後弯化のリスクを検討していて，術前のバランス不良例では後弯化しやすいということを報告しております．cervical SVAが大きい症例に関しては後弯リスクが高いので，症例によっては固定を追加しています．OPLLはK-lineでわかりやすい指標があると思いますが，CSMに関してはMRIでK-lineに準じて設定したmodified K-lineというのを使ってさまざまな検討をしたところ，MRIにおいて前方の圧迫要素からmodified K-lineが4 mm以下の症例は術後に脊髄圧迫が残りやすく，成績が比較的悪いのを出して，それも参考に術式を決めております．ただし高齢など他の要素もさまざまあるので，最終的にはケースバイケースになります．

中村 最初に吉井先生に振ったのは，かなり幅広くおっしゃるだろうと思ったからです．吉井先生のいまのご意見に対して，いやここは違うという突っ込みをしてほしくて最初に振りました．三原先生，どうでしょうか．

三原 スタンダードな考えかたで大きな反論はありません．私はちょっと変わった発想かもしれませんが，頚髄症の症例をみたら，まず前方からやれないかと最初に考えます．全例にそういう発想で臨んでいます．

中村 そうですか？

三原 そうです．たとえば前方であまりよくないといわれているようなcanal stenosisのある脊髄症ですね．そういう症例には隣接障害が起こるのではないかとよく言われますが，実際には隣接障害というのは中途半端に固定をした場合

THE ROUND TABLE MEETING
座談会

に起きやすいと思っています．固定が必要な椎間をよく考えて前方法を行えば，隣接障害をあまり恐れなくてもいいと考えています．そういう意味で私は前方法がすべての症例に対して第一選択だと思っています．

中村　やや意外な印象ですね．私は正直先生の口からそれが出るとは思ってませんでした．

三原　それには二つ理由があります．一つはどんな頚髄症であっても圧迫因子の主因はほとんど前方にありますよね．それをまず取り除きたいというのが手術の第一目標になります．もう一つはアナトミー，すなわち人間が持っている頚椎の生来の形を考えたときに，手術によって本来に近い形態に戻すことが合理的だと思うのです．頚髄症の病態進行を考えてみましょう．まず，前方の椎間板が潰れてきた．続いてその椎間板がはみだしてきた．その結果，頚椎が後弯化してきた．こうした一連の流れを以前の状態に戻そうと思えば，前方からアプローチするのが一番リーズナブルだと思います．一方，後方からの手術では，確かに脊柱管は一挙には広げられるかもしれませんが，本来の位置ではないところに脊髄が行ってしまうことになります．その結果，C5麻痺やaxial painも含めていろいろな弊害が起こってくる．つまり，後方法によって生体が持っている本来のアナトミーを変えてしまっているのではないか．それを考えると手術術式の第一選択は前方法になるわけです．もちろん，中には条件が悪い人もいますね．高齢者とか喘息をもっているとか．そういった患者さんにむやみにリスクを冒して前方法を勧める訳ではありません．それは患者さんの背景も含めて総合的にみないと駄目です．

中村　第一選択は前方で，種々の条件を勘案して最終的に手術をすると比率的にはどうですか．

三原　18年ぐらい前から年度ごとに当院の頚椎手術の内訳を，前方，後方，前後合併に分けて出していますが，初期の頃は後方がやや多かったのです．しかし，現在は前方法が75％ぐらいを占めています．

中村　そうですか！

三原　後方が25％ぐらい．

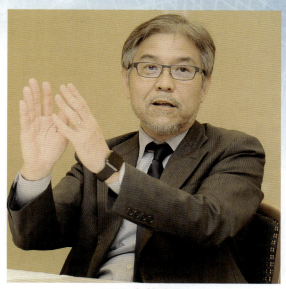

三原 久範先生

中村　私の認識が違っていました．先生のところでは前方が増えているということですね．

三原　そうです．意外と思われるかもしれませんが，圧倒的に前方法にシフトしてきています．

中村　私の認識では日本の大きな流れは後方ですよね．

三原　日本の大きな流れは圧倒的に後方です．私の術式選択は日本のトレンドと逆行しています．

中村　そうですよね．明らかに逆ですね．

名越　海外は前方ですね．

中村　名越先生のその話を聞かせてください．

名越　海外，特に北米をみてみると70％ぐらいが前方です．三原先生がおっしゃる合理的なアライメントなど，たしかに妥当と考えますが，慶應では平林洌先生が片開き式椎弓形成術を考案されて以来，簡便さとか，脊柱管の拡がりやすさという意味で後方を選択することが多いです．固定を併用するとなると，たとえば後弯であるとか，すべりがあるときには固定を併用しています．後弯ならどのくらいの角度で固定が必要になるか，これまでの症例を用いて検討を進めているところです．現在は過去の報告を基に，後弯角が13～15度以上になる症例では，固定術が必要ではないかと考えています．あとはすべり

頚髄症の治療成績の向上と合併症予防のための方策

症に対する固定術の適応についても調べていて，2mm以上すべっているCSMに対して椎弓形成術の後に，片側でスクリューを用いて固定を行うと，固定しなかった群に比べて成績はよい傾向でした．まだ症例数が少ないですし，追跡期間も短いのでもう少し検討が必要ですが，すべり症例に対しての固定も今後検討するべき課題と考えます．特に3mm以上で成績が悪いという報告もありますので，そのあたりの固定は考えておくべきではないかと思いました．おおむね私は吉井先生のご意見に賛成です．

中村 さきほどの三原先生のお話は非常に興味深く拝聴しました．人間の持っている本来の解剖に，より近い術式選択という観点は加齢変化で椎間が狭小化し，骨棘ができて，アライメントが崩れ，脊髄が圧迫される．前方を広げてあげて固定をして除圧を図る．たしかに理にかなっていますね．私が思っていたのは高齢者だったり，多椎間であったり，OPLLもそうですし，年齢的な変化を考えると多椎間にくる病変を考えた場合には後方のほうが頻度的には高くなるのではないかと思いますが，症例を選べば前方もすごくいい手術だという認識でした．いまの発想は基本的には前方が本来人間の持つ解剖学的なことを考えれば第一選択という考えかたは面白いと思ってお聞きしました．

名越 その場合の可動性は？

三原 可動性がなくなるというのは本来人間の持っている機能を失うことですね．それはおっしゃるとおりです．前方固定術の最大の欠点は動きがなくなるということでしょうね．それは，先々の隣接椎間障害に繋がっていくことになります．

名越 たとえば1椎間だけであれば関係ないのか．そのへんは……．

中村 前方を結構やっておられる吉井先生どうですか．基本的に1椎間，2椎間，long fusionなどいろいろ検討されて，私の認識では1椎間より2椎間のほうがいい．longになったら悪いのではないかと思っていたら，そうでもないというのは．私は2椎間がいいという印象を持っているのですが……．私の勝手な思い込みかもしれません．

吉井 そうかもしれません．私も前方法は好きですが，どういう症例に前方がよいか，どういう症例に後方がよいか，は常に考えながらやっております．どうしても前方目線になってしまうことはありますが．また，あえて前方法の限界というと，高齢者の嚥下障害が出やすいのが一点と，多椎間になればなるほど再建の問題が出てきます．ACDFの場合は椎体亜全摘手術に比べて実は偽関節率は上がりますが，脱転などはほとんど起きないと思います．OPLLの場合はうちのデータでは3椎体亜全摘，つまり4椎間以上になると移植骨トラブルが3倍になるというのが出ていますが，技術によるところもあるので難しいところではあります．すごく上手な人がうまくやるとよいと思いますが，一般的には前方固定範囲が長くなると前方のよいところが減ってきて，再手術率の増加を考えると，後方除圧固定を検討してもよいということになります．すなわち固定範囲が長くなるほど前方法のメリットが減ってデメリットが増えてくるので，長範囲の除圧固定が必要な場合は後方固定もオプションだと思います．そういう観点から手術適応を決めると当教室ではlaminoplastyが40％，固定除圧が25％，前方が35％という分布になっております．

中村 ちなみに，三原先生，前方の頻度が高いのは何椎間が一番多いですか．

三原 いまは2～3椎間が多いですね．私は結構ためらわずに多椎間固定します．

中村 私は1～2椎間とおっしゃるかと思っていました．3椎間？

三原 3椎間は結構いますね．平均でいうと2.5椎間ぐらいだと思います．

中村 3寄りですか．

三原 そうです．まあ，いろいろ意見はあると思います．前方法のリスクといえば，嚥下障害，術後の呼吸障害などが挙げられますが，なかでも一番怖いのは窒息ですね．そういうことが起こりうるので，こういう座談会での話を読者の皆さんには鵜呑みにしてもらわないようにお願いしています．術者やチームの技量，あるいは施設

THE ROUND TABLE MEETING
座談会

の設備などによって，必ずしも前方がベストといえないこともあろうかと思います．そのあたりは個々がよく考えて判断する必要があると思っています．ただ，どこかでは目の前の患者さんを本来の状態に，そしてよりよい状態に戻したいという医者としての信念を持って治療に望むことを忘れてはいけないと思います．私の場合には，その結果として前方法にシフトしてきたということになります．

C5麻痺への対策

中村 わかりました．前方，後方，除圧，あるいは固定という話．その延長線の話になるかと思いますが，頚髄症の永遠のテーマである合併症としてC5麻痺があります．いろいろ報告が出ていますが，現在先生方がC5麻痺に対してどのような方策を講じていらっしゃるか．三原先生からお願いします．

三原 前方でもC5麻痺はあります．前方でC5麻痺が起こるとき，あるいは後方でもC5麻痺が起きるときというのは，急激に脊髄や神経根の位置関係が変わる時だろうと思っています．長い期間にわたって圧迫を受けてきた脊髄を，わずか数時間の手術で人為的に一挙に除圧を図るわけですから，急激な形態変化に神経組織が順応できないだろうと考えています．そういう急激な環境変化をもたらさないようにしたほうが，神経にとって安全だと思います．たとえば，laminoplastyをやるのであれば，私は白石法を用いるようにしています．その場合には，C2からC7まで脊髄全体を後方移動させて除圧しようという目論見ではなくて，脊髄障害をきたしている一番悪いところだけ除圧をしてあげるという狙いで手術に臨みます．その際，脊髄の肩口が少し引っかかっていいぐらいの幅で除圧すれば，先ほどいった脊髄や神経根のアナトミーが急激に変わるようなことが起こらないと思っています．それがC5麻痺の一つの予防策になるのではないかと考えています．前方法でも，骨化巣がC5髄節付近にある場合，除圧後に脊髄が急激に前方に移動することがないような戦略を立てて，徐々に骨化巣が浮上してくるような方策がベターだと

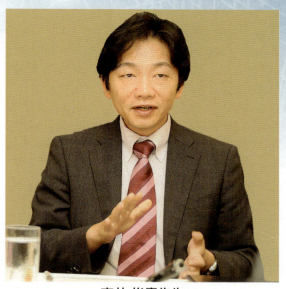

吉井 俊貴先生

考えています．

中村 なるほど，名越先生はどうでしょう．

名越 コンセプトは三原先生と同じで，後方にシフトすることで神経根が引っ張られることが原因になると思います．慶應では以前はC3からC7を大きく開大していたと思いますが，いまは選択的に悪いところだけをやる．できるだけ少ないlaminaを削ることで手術を行っています．laminar plateというメドトロニックが出しているプレートを最近はほとんど使用していて，ある程度拡大椎弓の開大角を抑えることができます．結果としてC5麻痺がガクッと減っている印象であり，いい意味での脊髄シフトのしにくさというのは大事だと思います．そのための予防の手段の一つとして，laminar plateは有用でしょうし，選択的に除圧するのもあるかと思います．

中村 近いですね．私も再閉鎖が心配ですから，以前は結構グッと起こしていました．それが過度の背側への脊髄のシフトを招いた結果，C5麻痺を生じるということを考えて，あれを使えば過度な拡大は必要ないですから．

名越 ラミナプレートを使用しない，コンベンショナルな方法では，慶應でのC5麻痺の発生率は7％ぐらいです．いまは1％程度です．

三原 相当な改善ですね．それは効果的です

頚髄症の治療成績の向上と合併症予防のための方策

ね.

名越 そうですね.

中村 コンセプトとしては脊髄の除圧と背側シフトをさせすぎない. 幅も重要だということですね. 吉井先生はいかがでしょうか.

吉井 あえて後方から申し上げますと, 先生方と意見はほぼ同じです. うちの教室からも除圧幅がC5麻痺発生率に関係あるというデータを出していまして, 私も昔先輩から習った変曲点より, 2mmぐらい内側で開けるようにしています. ただし, 除圧幅が狭いと, その際に開いた椎弓がちょっと閉じただけでもほとんど開けていないような感じになるときもあったので, 最近はsuture anchorを使うなど閉じにくいように工夫をしております. 後方に固定を加える場合は矯正するとC5麻痺率がかなり増加するという報告も出ています. 後方から固定する場合は極力 in situ. 無理に矯正をしないというのが大事だと思っております. 前方の場合のC5麻痺は特に遅発性に起こる機序は2点考えられて, 硬膜本管が前に膨隆しすぎて, 残った椎間孔部のところが少しヒンジになるのではないかと思っていて, 浮上術では極端に急に脊髄が前にシフトしないように気をつけております. 除圧の幅がC5麻痺に影響を与えるという報告もありますが, そこはOPLLを除圧する場合, 適切な除圧幅が必要ですのでジレンマというか, ある程度仕方ないと思っております. もう1点は, 前教授の四宮先生が報告しているのですが, 術後に移植骨のSubsidenceとかにより, 少し後弯化すると椎間孔も上下に狭くなるのではないか, またそれが術後C5麻痺の一因ではないかと考えております. われわれも気をつけてSubsidenceになるべくしないような移植骨フィッティングの選択をしています. 先ほど話にあった急激に神経の走行に変化があるとC5麻痺などが起こりやすいのでは, というのは私も賛成で, 離床後に遅発性が起こる人は少し寝ている時間を長くすると若干そこから改善する例も経験していますので, 私はC5麻痺がきたら, 離床はしますけどトイレ以外は寝ている時間を長くしてもらって少しずつ起きていく. 座位, 立位では神経根に牽引力がかかって何か変化が起こるのではないかと考えていることもあって気をつけています.

中村 皆さん共通していたのは急激な, あるいは過度な除圧というのはよろしくない. その一方で, C5麻痺の予防として外側の除圧, foraminotomyを加えるという報告もありますね. それに関して誰からも出ませんでしたが, それに対してはどうでしょうか. Foraminotomyをやることで C5麻痺を少なくしたというのはいまの議論とは逆になるのではないですか. 過度な除圧にいっても圧迫は起らない, 一見相反するようにみえますがどうでしょうか.

三原 私の意見をいいますと, 何かの目的のためにあることをやった. その時に何か悪いことが起きたから, さらに次の侵襲を追加した. そうやってどんどん骨を壊していってるという印象です.

中村 過激な話になってきましたね.

三原 どんどん本来の構造物を傷めてしまうわけですよね. それは頚椎や神経組織を本来の姿に戻すという観点からは本末転倒なのではないかと思っています.

吉井 モニタリングで椎間孔除圧前と後で, 椎間孔除圧した後の方がかえってモニタリングが下がったとも報告されています. 私も椎間孔除圧や関節切除は後ろに移動した硬膜管と神経根を, さらに後方に移動させる気がして, 特に前弯が強い例に関して, 神経根に対してよいことをしているのか, 悪いことをしているのかわからない気がして私自身はやっていないです.

名越 私も話として聞いていますが, 経験則では除圧している, していないでそれほど違いがなかったので, 実際はどうでしょう.

三原 Foraminotomyを追加してもC5麻痺発生率は変わらなかったという報告もありますからね.

中村 問題提起ということで取り上げさせていただきました. ただ実際にやっていないのでもちろん断言はできませんが, 原則論でいうと個人的には三原先生に大賛成で, 本来のところでちゃんとC5麻痺が減ってくるというデータが蓄積してくれば私は時間が解決すると思います. 除圧の範囲や程度をしっかりコントロールすることに

THE ROUND TABLE MEETING 座談会

よって神経症状の改善とC5麻痺が減ったということが出てくれば余計なことしなくていいよねという．あとは時代が結論を出してくれるのではないかと思います．

外傷に伴う急性増悪症例への治療方針

中村 最後のトピックです．外傷に伴う急性増悪例への治療方針．これも冒頭の手術適応のタイミングのところで吉井先生から話が出ましたが，超高齢化社会を反映して増えていますね．加齢性の変化があって，軽微な外傷で重篤な障害が残ってしまう．日本が直面する喫緊の課題だと思います．そうならないことが一番ですが，仮になってしまった場合，治療成績向上のためにぜひ皆さんの意見を伺いたいと思います．

名越 私は北海道せき損センターの須田浩太先生に教わりました．外傷後に増悪する症例は必ずどこかに不安定性とか，頸椎に何かおかしなことがあるのではないかと疑ってみたほうがいいと思っています．不安定性がなくてということであれば，おそらく増悪せずに外傷後も回復する中心性頸損の軽いものだと思います．増悪と不安定性は強い関連があるのではないかと疑い，透視を使って頭を動かしたり，頸椎の不安定性がないかMRIで靱帯や関節にシグナル変化がないかというのを確認したりしています．何か不安定性を認める所見がある場合は固定術が必要ではないかと考えます．また，OPLLなど狭窄が強い場合は不安定性がなくても症状が重篤で回復しづらい印象があるので，そういうかたは除圧術なり，場合によっては固定術なり併用したほうがいいのではないかと思っています．

中村 吉井先生，どうぞ．

吉井 急性増悪症例というのは非骨傷性中心性脊髄損傷なども含んで？

中村 そこもまた議論がありますね．せき損センターの先生方は完全に切り離すと言われてますね．だからあえて外傷に伴う急性増悪例という……．

吉井 たとえば脊髄損傷があって，そのあと二次的に増悪が短期的にあったら，やっぱり除圧したほうがいいのではないかと考えています．い

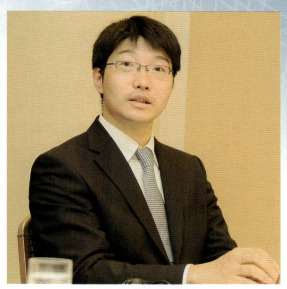

名越 慈人先生

わゆる非骨傷性脊髄損傷はcontroversialだと思いますが，昔の脊髄損傷のデータを参考にされているかたも多いと思いますが，いまからみるとサンプル数なども少ないところがあり，海外の諸文献をみると除圧の効果をポジティブにとらえて報告しているものも多いですので，私は脊柱管狭窄なり，脊髄圧迫がある例で非骨傷性中心性脊髄損傷があればタイミングはさておき，除圧はします．タイミングがまたcontroversialな点だと思いますが．

中村 それは神経症状の改善，あるいは増悪も踏まえてタイミングはcontroversialということですか．

吉井 そうですね．もちろん二次的にさらに症状の増悪が続いていたら早めに手術をやりますし，たとえばボーンと脊髄損傷になって狭窄が強い症例で，受傷後仮にそのままフラットであっても基本的に患者さんが大きく希望すればやっております．

中村 三原先生，どうでしょうか．

三原 中心性頸髄損傷の典型的なパターンで，バーンと悪くなってそれから安静にしているうちにどんどんよくなっていくという症例なんかでは，それほど慌てて手術に臨んでいないですね．いったんよくなったのにまた悪くなりはじめたという

頚髄症の治療成績の向上と合併症予防のための方策

ときには介入しなくてはいけないと思います．その場合は固定術がメインになると思います．
中村 除圧・固定ですね．
三原 除圧・固定ですね．中心性頚髄損傷は高齢者の方に多いので，早期に本来の生活レベルに戻してあげなければいけない．そう考えると，固定したことによっていろいろな活動性が速やかにアップするので，そこに固定術のメリットがあるのではないかと思います．ですから，再悪化例は早めに介入することにしています．
中村 名越先生はアメリカでのデータなどから早期介入ですか．
名越 アメリカは本当に早期介入ですね．前方固定術が多いです．固定はありますが除圧だけというのは多くはありません．これは症例にもよりますが，おそらく後方除圧という文化があまりないことが原因かと思います．日本はやっていますねという感じですし，むしろ椎弓形成術のよさを日本は広く知らしめるべきだ，という主張をされます．
中村 いま皆さんがおっしゃったところは多くの方々が考えているところに近いのではないかと思います．脊椎脊髄外科医ですと結構厳しい圧迫があって，外傷で悪くなってとなれば除圧してあげたいという気持ちがありますが，大事なのはその後の神経症状の推移だと思います．三原先生がおっしゃるように1回悪くなってよくなってきているときに，じゃあすぐ手術するかといったら，そこは個人的には少しみていいのではないかという気持ちを持っています．ただ，プラトーにいきそうなのがもう1回悪くなりそうなときは早くやってあげなくてはいけないのではないかというのが私の個人的な意見です．
名越 回復していても痛みが残っているとか，そういう経験があるから手術をしたほうがいいのではないかと，AOSpineが主催するGlobal Spine Congressという学会のシンポジウムで，北米の医師からはそういう意見が多かった印象です．術後疼痛とかそういう意味で……．
中村 それは神経障害性疼痛で？
名越 そうです．先をみて，リハビリしても痛くて帰ってきたといって，じゃあ最初から手術した

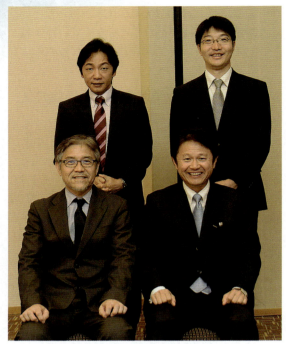

上段左より，吉井 俊貴先生，名越 慈人先生，
下段左より，三原 久範先生，中村 雅也先生

ほうがよかったのではないかという症例もあったそうです．ただ，エビデンスはあまりないと思います．
吉井 タイミングに関してはどうですか．ハイボリュームセンターだと対応できても……一般的な施設では限界があります．
名越 そうです．難しいと思います．
中村 皆さんの忌憚のないご意見を聞いてきました．4つのいずれのテーマも答えが出ていない，非常にcontroversialなところをあえてお聞きしました．読者の皆さまからは賛否両論あると思います．現場でやっておられる先生方の日々の経験，臨床を交えてのディスカッションですので，そういった意味では参考になるのではないかと思います．頚髄症の患者さんは今後日本の高齢化を考えるとどんどん増えてくると思いますので，われわれ脊椎脊髄外科医としては少しでも治療成績を上げて合併症を少なくすることにさらに研鑽を積まなければいけないと思います．本日はどうもありがとうございました．

コラム

Diversity

東京大学医学部整形外科
西野　仁樹

　近頃，Diversity and Inclusionという表現をよく目にする．多様性と受容（包含）とでも訳すのか．Diversityは生物学・遺伝学・医学において，生物多様性やgenetic diversityでおなじみの単語ではあるが，1950年代より人材採用におけるMinority採用の理論づけに採用されてきた．Ford Motor Companyなどが昔から麗々しく謳っているが，ファシズムに同情的であり反ユダヤ主義者だったHenry Fordが本気で信じていたとは考えにくいのだが……．

　最近はDiversity & InclusionとInclusionを追加して，MicrosoftやApple，Googleの社是としてこの言葉を謳っている．日産やソニーのホームページでもイラストつきで掲げられ大流行である（図1）．多民族国家アメリカでは人種・宗教のInclusionに焦点が当てられ重点が傾きがちであるが，ほぼ単一民族の日本では，性別，障害者社会参加などの面に注目し，少子高齢化による労働人口減少における働き方の多様性やイノベーションや研究開発における人材の多様性の問題として論じられることが多い[1,2]．

　InclusionよりDiversityに重点が置かれている．医学においても女性医師の増加に伴う働き方の多様性の議論でしばしばでてくる．

　人材の多様性についても，整形外科分野自体がChaosに近いほど多彩だし，医局では，私でさえ存在を主張する場所を与えてもらえる．人材マネジメントを左右する立場ではないので深入りはしない．ただこの言葉の響きは気になる．

　専門科でない場所で外来をやっていると，いままでにない多様な患者さんに出会います．専門科に来院するということ自体が社会的・経済的な選択バイアスであることを痛感します．RA患者のNatural courseや身体所見の多彩さは以前より意識して主張してきましたが，Socio-economical problemや治療意欲の多彩さ（Diversity）に目が回りそう．合併症も主治医の一生懸命さにもかかわらず，コントロール不良で，病識さえ薄い人がしばしば……．"命をどぶに捨てるのか！"と心の中でつぶやくことも多い．体重90kgのDMでHbA1C 8.9，GFR 19だが注射き

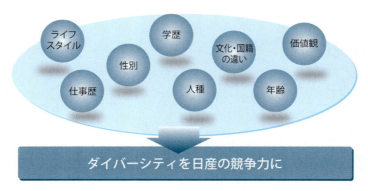

図1　ダイバーシティ＝多用性（日産ホームページより）

らいだからインシュリンはヤダ，冠動脈を含めて血管ステント7か所，不整脈ありの状態で病診連携で某大学病院から紹介受診していた超早期RA患者さんに，"先生，痛いから一発で治るクスリくれ，専門なんだろう"といわれてもなあ．一瞬PSL＋デノスマブ考えたけど，DMがひどすぎる．関節内注射もためらわれるし，本人も拒否．

　薬物治療でAntalgesics以外の介入余地が少ないので，それこそ治療する側も，医師，看護師，理学療法士，装具，ソーシャルワーカー，心理カウンセリング総出で何とかするしかない．それこそ医療者側のDiversityとそれぞれのやり方でのアプローチが必要です．そこでは，医師がリーダーシップをとるというピラミッド体制はあまり意味がなくなります，指示という形式はとっても，それこそInclusionを実現するための連絡係"どんな感じ？どんな状態？と聞きながら，……に相談してみようか"というコーディネーターしかできません．

　患者のDiversityに立ち向かうには，医療者のDiversity and Inclusionが必須です．

　ガイドラインは医師の独善と経験主義を克服して，標準化によるレベル・アップを意図したものでしょう．でもなぜ薬物治療を中心とした医師のためのものしかないのでしょうか？　なんとなくRA専門外来に来る（来れる）患者さんだけを対象にした上から目線を感じてしまうのは考えすぎでしょうか？　隠れた患者のDiversityは医師の意識改革による標準化だけでは追いつきそうにない気がします．医療介入は薬物だけではありません．エビデンスがないのでしょうがないとはいえ，本当なら看護のガイドライン，理学療法ガイドライン，作業療法と装具ガイドライン，Social care Handbook，患者および家族への生活指導ガイドライン（妊娠などなど）が欲しい．そんなの必要ないようにT2Tって一蹴されそうだけど，そんな理想論は，現実にはかなわないと思う今日この頃．

文　献

1) https://www.youtube.com/watch?v=qxKFDnzluOs
2) http://www.google.com/diversity/index.html

*　　　　*　　　　*

2018年・年間定期購読のご案内

臨床精神医学
りんしょうせいしんいがく

Japanese Journal of Clinical Psychiatry [Jpn J Clin Psychiatry]

学術月刊誌　　　　　　　　　　　　**臨床家の診療指針**

　基礎から臨床まで，精神科医療に携わる多くの先生方からご支援をいただき，おかげをもちまして本誌は今年で創刊47年目を迎えることができました。本誌では時代とともに変化してゆく精神医学を，今日の話題と絡めて，社会的側面から，あるいは生物学的側面から複眼的にとらえた特集を企画，掲載いたしております。

　毎月お寄せいただく投稿・研究報告のほか，読者のニーズに即したシリーズ企画など多様な誌面づくりを目指し，編集委員の先生方，弊社スタッフ一同ともども意欲に燃えております。さらに充実する本誌に2018年もどうぞご期待ください。

〔編集委員〕青木省三／大久保善朗（委員長）／加藤忠史／神庭重信／小山　司
　　　　　　繁田雅弘／武田雅俊／豊嶋良一／中谷陽二／三村　將／村井俊哉

＜年間定期ご購読申し込み受付中！＞

年間定期購読料金　51,300円（年13冊発行・税込）

通常号：10冊	（1〜4・6〜8・10〜12月号）	本体価格3,000円＋税（送料200円）
特大号：1冊	（5月発行予定）	本体価格6,500円＋税（送料300円）
特大号：1冊	（9月発行予定）	本体価格4,900円＋税（送料300円）
増刊号：1冊	（12月発行予定）	本体価格6,100円＋税（送料500円）

◇入手が確実な年間定期購読をおすすめいたします。
◇年間購読を前金にて予約された場合の送料は弊社の負担となります。
◇お申し込みは，郵便振替口座をご利用ください。
　00160-5-129545にお振込みいただければ，毎号直送いたします。

発行所　株式会社 アークメディア
〒102-0075東京都千代田区三番町7-1朝日三番町プラザ406
電話 03-3221-5461／FAX 03-3512-2727
URL　http://www.arcmedium.co.jp/

2018年・年間定期購読のご案内

KAN・TAN・SUI（*Japan*）（かん・たん・すい）
肝胆膵

学術月刊誌　　肝胆膵疾患の実地診療にすぐ役立つ

　学術月刊誌「**肝胆膵**」は、日々の進歩、トピックスを鋭い先見性と豊かな情報の収集により、実施診療に直結した"特集"として企画され、毎月その特集を理解しやすいように座談会を行い編集しております。さらに一段と多彩で有益な充実した内容を企画してまいります。

　どうぞ、2018年も本誌を是非ご愛読くださいますようご案内申し上げます。

〔編集委員〕有井　滋樹／市田　隆文／上野　義之／工藤　正俊／坂本　直哉
　　　　　　多田　稔／中沼　安二／日野　啓輔／宮崎　勝
〔編集協力〕全　陽／田中　真二／正宗　淳／丸澤　宏之

＜年間定期ご購読申し込み受付中！＞

年間定期購読料金　44,280円（年12冊発行・税込）

通常号：11冊　　　　本体価格3,100円＋税（送料200円）

特大号：1冊　　　　　本体価格6,900円＋税（送料500円）

◇入手が確実な年間定期購読をおすすめいたします。
◇年間購読を前金にて予約された場合の送料は弊社の負担となります。
◇お申し込みは、郵便振替口座をご利用ください。
　00160-5-129545にお振込みいただければ、毎号直送いたします。

発行所　株式会社アークメディア　〒102-0075東京都千代田区三番町7-1朝日三番町プラザ406
　　　　　　　　　　　　　　　　電話 03-3221-5461／FAX 03-3512-2727
　　　　　　　　　　　　　　　　URL　http://www.arcmedium.co.jp/

「Bone Joint Nerve」バックナンバー〈通巻27号・第7巻4号〉

特集●小児整形外科の過去・現在・未来

❶基礎
　小児関節疾患における生化学的アプローチ─ペルテス病を中心に─ …………（天理大学）神谷宣広
　小児難治性運動器疾患に対する治療の現状と将来の展望 ……………（名古屋大学）鬼頭浩史
　小児側弯症に対するbiomechanics的approach ………………（聖隷佐倉市民病院）小谷俊明

❷臨床〈過去〉
　日本における先天性股関節脱臼（先天股脱）治療の軌跡
　　……………………………………………（あいち小児保健医療総合センター）服部　義
　日本における先天性内反足治療の軌跡 ………………（獨協医科大学越谷病院）大関　覚
　日本における筋性斜頸治療の軌跡 …………………（旭川荘療育・医療センター）青木　清ほか

❸臨床〈現在〉
　先天性股関節脱臼治療の現況 …………………………（兵庫県立こども病院）小林大介
　先天性内反足治療の現況 ………………………………（宮城県立こども病院）落合達宏
　先天性筋性斜頸治療の現況 …………………………（埼玉県立小児医療センター）平良勝章
　最近の小児整形外科（股関節外科）のトピックス
　　─新しい固定材料を用いた小児整形外科，股関節外科治療─
　　……………………………………………（佐賀整肢学園こども発達医療センター）和田晃房
　最近の側弯症治療のトピックス─主に思春期特発性側弯症について─
　　…………………………………………………………………………（慶應義塾大学）岡田英次朗ほか
　最近の小児四肢再建治療の展開 ……………………（国立成育医療研究センター）江口佳孝
　小児・思春期および若年成人（AYA世代）の悪性骨・軟部腫瘍における
　　最近のトピックス ………………………………………（千葉県がんセンター）米本　司
　小児整形外科疾患における鏡視下手術の応用 ………（千葉県こども病院）柿﨑　潤

❹臨床〈未来〉
　小児整形外科の未来に期待すること …………………（長野県立こども病院）二見　徹
　小児整形外科の未来に期待すること …………（神奈川県立こども医療センター）中村直行
　若手小児整形外科医としての未来像 ………………………（東京大学附属病院）岡田慶太
　若手小児整形外科医として，伝えたいこと ………………（東京医科歯科大学）山口玲子

❺鼎談「小児整形外科研修のあり方」
　藤井敏男（佐賀整肢学園こども発達医療センター）
　高山真一郎（国立成育医療研究センター）
　亀ヶ谷真琴（千葉こどもとおとなの整形外科）／司会

◎手術手技シリーズ
　成長軟骨板障害に対する骨髄鏡による治療 ……………（千葉県こども病院）西須　孝
◎コラム
　やさしい外科医アンブロワーズ・パレ
　「私が包帯を巻き，神が治す」"Je le pansai et Dieu le guérit." ………（東京大学）西野仁樹

発行所 アークメディア　〒102-0075 東京都千代田区三番町7-1 朝日三番町プラザ406
TEL：03-5210-0871　FAX：03-5210-0874
E-mail：arc21@arcmedium.co.jp　URL：http://www.arcmedium.co.jp/

「Bone Joint Nerve」バックナンバー〈通巻26号・第7巻3号〉

特集●骨軟部腫瘍の診断と治療

❶基礎
　骨軟部腫瘍のゲノムコンソーシアム ……………………（東京大学・新領域創成科学研究科）平田　真
　動物モデルを用いた肉腫研究 ………………………（東京医科歯科大学・細胞生理学）佐藤　信吾
　骨軟部腫瘍のクリニカルシークエンス ………………………（東京大学・分子生物学講座）高阪　真路
　幹細胞を用いた肉腫研究 ……………………………（京都大学iPS細胞研究所）戸口田淳也
　患者由来細胞株/ゼノグラフトを用いた肉腫研究の現況 ……（大阪大学・器官制御外科学）中　紀文

❷臨床
〈診断〉
　現在の骨軟部腫瘍の診療体制と今後の展望
　　………………（国立がん研究センター中央病院・骨軟部腫瘍・リハビリテーション科）川井　章
　骨軟部腫瘍の組織学的新分類 ………………………（九州大学・形態機能病理学）吉本　昌人
　骨軟部腫瘍の遺伝子診断 ……………（国立がん研究センター中央病院・病理科）吉田　朗彦
　骨軟部腫瘍をめぐる画像診断：最近のトレンド ………………（東京大学・放射線科）國松　聡
〈治療〉
　粒子線による骨軟部腫瘍治療の現状と未来 （放射線医学総合研究所病院・骨軟部腫瘍科）今井　礼子
　骨軟部腫瘍に対する薬物療法アップデート ……………（がん研有明病院・総合腫瘍科）仲野　兼司
　新しい切除縁評価の概念 …………………………（がん研有明病院・整形外科）阿江　啓介
　骨軟部腫瘍の再建人工材料の未来 ……………（京都府立医科大学・整形外科）白井　寿治
　組織再建術の最先端 ………………………………（東京大学・形成外科）光嶋　勲
　骨軟部腫瘍領域のナビゲーションの活用
　　……………………………（自治医科大学さいたま医療センター・整形外科）秋山　達
　骨軟部腫瘍領域の患者立脚型アウトカム評価
　　……………………………（国立がん研究センター中央病院・骨軟部腫瘍科）小倉　浩一
　四肢転移性骨腫瘍の治療戦略 ………………………（慶應義塾大学・整形外科）森岡　秀夫
　脊椎転移性骨腫瘍の治療戦略 ……（がん・感染症センター都立駒込病院・整形外科）杉田　守礼
　がん診療における運動器マネジメント ………………（帝京大学・リハビリテーション科）緒方　直史
　骨軟部腫瘍診療の医療経済学 …………………………（東京大学・整形外科）池上　政周

❸座談会「骨軟部腫瘍の診断と治療」（仮題）
　川井　　章（国立がん研究センター中央病院・骨軟部腫瘍・リハビリテーション科）
　森岡　秀夫（慶應義塾大学・整形外科）
　河野　博隆（帝京大学・整形外科）
　田中　　栄（東京大学・整形外科）／司会

◎手術手技シリーズ
　骨盤腫瘍の高難易度手術 ………………（自治医科大学さいたま医療センター・整形外科）秋山　達
◎これは何でしょう？ −Q&A−（肩甲骨・肩・肘疾患）…………（東北大学・整形外科）八田　卓久
◎コラム
　Diversity…………………………………………………（東京大学・整形外科）西野　仁樹

発行所　アークメディア　〒102-0075 東京都千代田区三番町7-1 朝日三番町プラザ406
TEL：03-5210-0871　FAX：03-5210-0874
E-mail：arc21@arcmedium.co.jp　URL：http://www.arcmedium.co.jp/

「Bone Joint Nerve」バックナンバー〈通巻25号・第7巻2号〉

特集●骨代謝マーカー update 2017

〔巻頭言〕骨代謝マーカーの基礎と臨床を知り尽くす ………………………（北陸大学）三浦 雅一

❶基礎
オーバービュー：骨代謝マーカーとは ―バイオマーカーとしての基礎― （北陸大学）佐藤 友紀ほか
骨型アルカリホスファターゼ（BAP）―骨形成マーカーとしてのメリット―
　　　　　　　　　　　　　　　　　　　　　　　　（ベックマン・コールター株式会社）高橋 亜紀
P1NPとCTX ―IOF・IFCC ワーキンググループから見えてくるもの―
　　　　　　　　　　　　　　　　　　　　　　（ロシュ・ダイアグノスティックス株式会社）渡辺 長治
NTX ―骨粗鬆症から骨転移がんマーカーへ― ……（アリーア メディカル株式会社）征矢 達雄ほか
TRACP-5b ―骨粗鬆症からCKD-MBDマーカーへ―
　　　　　　　　　　　　　　　　　　　　　　　（DSファーマバイオメディカル株式会社）舟岡 宏幸
ucOC ―骨質評価への可能性を探る―……………………（エーディア株式会社）戸澤 邦彦
25水酸化ビタミンD ―測定意義と今後の可能性― ………（協和メデックス株式会社）高木 潤一
骨関連疾患に対する終末糖化産物（AGEs）の役割 ………（東京慈恵会医科大学）荒川 翔太郎ほか

❷臨床
オーバービュー：薬物治療における骨代謝マーカーの活用法 ………（新潟薬科大学）若林 広行
ビスホスホネート ―日・週・月・年投与で骨代謝マーカーはどう使用すべきか―
　　　　　　　　　　　　　　　　　　　　　　　　（帝京大学ちば総合医療センター）井上 大輔
SERM ―骨代謝マーカーを利用した薬剤評価― ……………（新潟市民病院）倉林 工
エルデカルシトール ―骨形成あるいは骨吸収マーカーどちらを測定すべきか―
　　　　　　　　　　　　　　　　　　　　　　　　　　　　　　　　（徳島大学）遠藤 逸朗
デノスマブ ―薬剤評価においてどのような骨代謝マーカーを選択すべきか―
　　　　　　　　　　　　　　　　　　　　　　　　　　　　　　　　（島根大学）山内 美香
PTH ―日・週投与での骨代謝マーカーの違い― （東京大学医科学研究所附属病院）大野 久美子ほか
ビタミンK ―薬剤と骨代謝マーカーの関連について―
　　　　　　　　　　　　　　　　　　　　　（慶應義塾大学スポーツ医学総合センター）岩本 潤
悪性腫瘍の骨転移：骨代謝マーカーの活用法 ……………………（癌研有明病院）高橋 俊二

❸骨代謝マーカーの将来性
骨代謝マーカーに期待すること ………………………（医療法人蒼龍会井上病院）西澤 良記
予防医学において骨代謝マーカーは利用可能か
　　　　　　　　　　　　　　　　　　　　　（東京大学附属病院・22世紀医療センター）吉村 典子
医療経済効果の観点から骨代謝マーカーの適正使用を探る
　　　　　　　　　　　　　　　　（広島原爆障害対策協議会健康管理・増進センター）藤原 佐枝子
臨床試験（治験）および市販（製造販売）後調査における骨代謝マーカー測定の意義
　　　　　　　　　　　　　　　　　　　　　　　　　　　　　　　　（北陸大学）飯沼 典雄
実臨床で骨代謝マーカーに今求められていること ………………（昭和大学）石川 紘司ほか

❹座談会「骨代謝マーカーにいま求められているもの～骨粗鬆症診療から見える新たな展開～」
　三浦　雅一（北陸大学・薬学部）
　井上　大輔（帝京大学ちば総合医療センター・内科）
　倉林　　工（新潟市民病院・産科・婦人科）
　田中　　栄（東京大学・整形外科）／司会

◎コラム ……………………………………………………………………（東京大学）西野 仁樹

発行所　アークメディア　〒102-0075 東京都千代田区三番町 7-1 朝日三番町プラザ 406
TEL：03-5210-0871　FAX：03-5210-0874
E-mail：arc21@arcmedium.co.jp　URL：http://www.arcmedium.co.jp/

「Bone Joint Nerve」バックナンバー〈通巻24号・第7巻1号〉

特集●誌上ディベート：
人工股関節をめぐる議論─対立する治療法

❶高齢者や骨質不良に対するステム固定法
　骨質不良患者に対するTHA─セメントレス─ ………………………（北水会記念病院）平澤　直之
　セメントTHA …………………………………………………………（関西医科大学）奥　賢一ほか
❷THAにおける手術進入法
　後方法 ……………………………………………………………（東京慈恵会医科大学）羽山　哲生ほか
　Direct Anterior Approachの人工股関節全置換術における優位性
　　─特にLeg positioner使用での優位性に関して─
　　　　　　　　　　　　　　　　　　　　　（啓明会相原病院　人工関節センター）相原　雅治
　Modified Dall approachによるTHA
　　………………………………（千葉県済生会習志野病院　千葉関節外科センター）原田　義忠
❸THAにおける摺動部選択
　セラミックオンセラミック ……………………………………………（大阪大学）濱田　英敏ほか
　高度架橋ポリエチレンライナーの選択 ………………………………（東京医科大学）山本　謙吾ほか
❹ポリエチレンカップに対する骨頭径
　初回THAにおいて36mm以上の大径骨頭は有効かつ安全か？………（大阪大学）高尾　正樹
　28mm以下の小径骨頭を用い続ける理由………………………………（京都大学）後藤　公志
❺大腿骨標準形態へのセメントレスステム
　Wedged taper cementless stemの役割と問題点
　　─conical flat taperとrectangular taperステム─ …………（札幌医科大学）名越　智
　Straight fit and fill ……………………………………………………（佐賀大学）園畑　素樹ほか
　Anatomic stemの特徴─適応と成績を中心に ……………（玉川病院　股関節センター）松原　正明
　Short stem …………………………………（JCHO大阪病院　人工関節センター）中田　活也ほか
　Zweymüller型ステム …………………（座間総合病院　人工関節・リウマチセンター）近藤　宰司ほか
　Wagner cone stemの有用性と問題点
　　………………………………（千葉県済生会習志野病院　千葉関節外科センター）原田　義忠
❻大腿骨特殊形態に対するステム対策
　モジュラーシステムを有するTHA ……………………………………（大阪大学）坂井　孝司
　モジュラーステムかモノブロックステムか？ ………………………（金沢大学）加畑　多文
❼セメントレスカップの表面加工
　3Dポーラスが優れている ………………………………………………（九州大学）吉本　憲生ほか
　従来のポーラスで十分である ……………………（湘南鎌倉人工関節センター）平川　和男
❽鼎談「人工股関節手術～患者の立場から考える～」
　菅野　伸彦（大阪大学）
　松原　正明（玉川病院　股関節センター）
　斎藤　充（東京慈恵会医科大学）／司会

◎手術手技シリーズ
　骨盤輪骨折の経皮的仙腸関節スクリュー固定術 ……………………（大阪大学）高尾　正樹
◎これは何でしょう？　－Q&A－ ……………………………………（香川大学）西村　英樹ほか
◎コラム
　Professionalって？ ……………………………………………………（東京大学）西野　仁樹

発行所　アークメディア　　〒102-0075 東京都千代田区三番町 7-1 朝日三番町プラザ 406
　　　　　　　　　　　　　TEL：03-5210-0871　FAX：03-5210-0874
　　　　　　　　　　　　　E-mail：arc21@arcmedium.co.jp　URL：http://www.arcmedium.co.jp/

「Bone Joint Nerve」バックナンバー〈通巻23号・第6巻4号〉

特集●慢性腰痛の診断と治療 update

❶基礎
　侵害受容性疼痛 ………………………………………（愛知医科大学運動療育センター）宮川　博文ほか
　神経障害性疼痛―その機序と慢性腰痛との関連― ……………………（大阪大学）牧野　孝洋ほか
　腰痛が慢性化する脳メカニズム：脳報酬系の役割 ……………（大阪行岡医療大学）仙波　恵美子

❷臨床
　＜疫学＞
　　運動器慢性疼痛の疫学調査 ……………………………………（慶應義塾大学）藤田　順之ほか
　　慢性腰痛に関する疫学研究 ……………………（東京大学22世紀医療センター）吉村　典子

　＜診断＞
　　痛みの量的評価と質的評価 ………………………………………（東京大学）住谷　昌彦ほか
　　腰痛診療ガイドライン2012―その功罪および今後の課題と展望―
　　　……………………………………（福島県立医科大学会津医療センター）白土　　修
　　腰痛評価法 …………………………………………………（札幌医科大学）寺島　嘉紀ほか
　　腰部脊柱管狭窄症評価法 …………………………………（福島県立医科大学）大谷　晃司
　　慢性腰痛におけるfMRIの有用性 …………………………（福島県立医科大学）二階堂琢也ほか

　＜治療＞
　（保存療法）
　　慢性腰痛に対する運動療法・装具療法の実際　（東京大学22世紀医療センター）川又　華代ほか
　　内服治療・オピオイド ……………………………………………（順天堂大学）篠原　　仁ほか
　　慢性腰痛治療におけるブロック療法の立ち位置 …………（東京慈恵会医科大学）濱口　孝幸ほか
　　脊髄刺激療法 ………………………………（国際医療福祉大学三田病院）朝本　俊司ほか
　　慢性腰痛に対する認知行動療法：患者主体の医療を目指して ………（九州大学）柴田　舞欧ほか

　（病態および手術治療を中心に）
　　腰椎椎間板ヘルニア ………………………………………………（千葉大学）大鳥　精司ほか
　　骨粗鬆症性椎体骨折による慢性腰背部痛 ………………………（秋田大学）宮腰　尚久
　　腰椎変性後側弯症に対する外科的治療 …………………………（浜松医科大学）松山　幸弘

❸座談会「慢性腰痛の診断と治療の問題点と展望」
　　紺野　慎一（福島県立医科大学）・牛田　享宏（愛知医科大学）
　　柴田　政彦（大阪大学）・中村　雅也（慶應義塾大学）／司会

◎手術手技シリーズ
　　腰椎疾患に対するOLIF ……………………（国立病院機構村山医療センター）金子慎二郎ほか

◎これは何でしょう？ −Q&A−（代謝性骨疾患） ………………（鳥取大学）萩野　　浩ほか

◎コラム ………………………………………………………………（東京大学）西野　仁樹

発行所　アークメディア
〒102-0075　東京都千代田区三番町7-1 朝日三番町プラザ406
TEL：03-5210-0871　FAX：03-5210-0874
E-mail：arc21@arcmedium.co.jp　URL：http://www.arcmedium.co.jp/

「Bone Joint Nerve」バックナンバー〈通巻22号・第6巻3号〉

特集●先読み！「早期変形性膝関節症」

❶概念
　早期変形性膝関節症の概念 …………………………………………（東京医科歯科大学）大関　信武ほか
❷縦断研究
　縦断研究によるX線所見の変化―大規模集団検診による疫学調査から―…（新潟大学）古賀　　寛ほか
　膝OA進行を予測するXp・MRI所見 ………………………………………（東京大学）村木　重之
　膝OA発生を予測するMRI所見―OAIのデータを利用して―………………（千葉大学）佐粧　孝久
❸要因・病態
　膝OA進行を予知するマーカー ……………………………………（藤田保健衛生大学）山田　治基ほか
　変形性膝関節症と染色体異常 ………………………………………（東京医科歯科大学）水野　　満ほか
　早期OAにおける滑膜病変の意義 …………………………………………（東京大学）福井　尚志
　膝OA発生時に下肢に認められる初期変化 ……………………………（二王子温泉病院）古賀　良生ほか
　早期・初期膝OAと疼痛 ……………………………………………………（高知大学）阿漕　孝治ほか
❹画像
　Kellgren-Lawrence分類からみた早期変形性膝関節症研究への期待と課題
　　……………………………………………………………………………（順天堂大学）石島　旨章ほか
　エコー診断による内側半月側方偏位とOAとの関連 ………………（鳥取県立中央病院）川口　　馨
　MRIを用いた早期変形性膝関節症の病態解析 ………………………………（順天堂大学）羽田晋之介ほか
　T2マッピングによる3次元再構成評価 …………（大阪府立急性期・総合医療センター）西井　　孝
　早期変形性膝関節症の関節鏡所見 ……………………（東邦大学医療センター佐倉病院）齋藤　雅彦ほか
❺治療
　膝OAに対する抗NGF抗体 …………………………………………………（名古屋大学）高橋　伸典ほか
　変形性膝関節症に対する幹細胞の関節内投与：ラットモデルでの解析
　　…………………………………………………………………（東京医科歯科大学）大関　信武ほか
　膝OAに対するVEGF阻害剤の効果 ………………………………………（東海大学）長井　敏洋ほか
　変性半月板に対する縫合＋細胞治療 ………………………………（東京医科歯科大学）中川　裕介ほか
　早期・初期変形性膝関節症に対するヒアルロン酸関節内注射の有効性
　　………………………………………………………………………（横浜市立大学）草山　喜洋ほか
　半月板切除術後の膝OA―比較研究のreview― …………………………（兵庫医科大学）吉矢　晋一ほか
　早期変形性膝関節症に対するMedial Open Wedge High Tibial Osteotomy
　　……………………………………………………………………（横須賀市立市民病院）竹内　良平ほか
❻座談会「早期変形性膝関節症をめぐって」
　　中田　研（大阪大学）・大森　豪（新潟医療福祉大学）
　　福井　尚志（東京大学）・関矢　一郎（東京医科歯科大学）／司会
◎手術手技シリーズ
　円板状半月に対する鏡視下centralization法 ………………………（東京医科歯科大学）古賀　英之ほか
◎これは何でしょう？―Q&A― ……………………………………（旭川医科大学）伊藤　　浩
◎コラム　時代は変わるのか？　繰り返すのか？ ……………………………（東京大学）西野　仁樹

発行所　アークメディア　〒102-0075 東京都千代田区三番町7-1 朝日三番町プラザ406
TEL：03-5210-0871　FAX：03-5210-0874
E-mail：arc21@arcmedium.co.jp　URL：http://www.arcmedium.co.jp/

「Bone Joint Nerve」バックナンバー〈通巻1号・第1巻1号〜通巻21号・第6巻2号〉

〈通巻1号・第1巻1号〉
特集「整形外科医のためのRA講座」
座談会　桃原 茂樹(司会)・田中 栄・橋本 淳・西田 圭一郎

〈通巻2号・第1巻2号〉
特集「骨粗鬆症の臨床最前線」
座談会　田中 栄(司会)・斎藤 充・井上 大輔・茶木 修

〈通巻3号・第1巻3号〉
特集「脊髄損傷—その研究成果と臨床の現状」
座談会　中村 雅也(司会)・伊藤 康夫・岡田 誠司

〈通巻4号・第2巻1号〉
特集「変形性膝関節症をめぐる進歩」
座談会　関矢 一郎(司会)・赤木 將男・出家 正隆

〈通巻5号・第2巻2号〉
特集「慢性疼痛の up to date」
座談会　加藤 総夫(司会)・眞下 節・牛田 享宏・三木 健司・中塚 映政

〈通巻6号・第2巻3号〉
特集「骨・関節領域における感染症」
座談会　田中 栄(司会)・稲葉 裕・土屋 弘行・松下 隆

〈通巻7号・第2巻4号〉
特集「足の外科の最近の話題」
座談会　桃原 茂樹(司会)・田中 康仁・奥田 龍三・仁木 久照

〈通巻8号・第3巻1号〉
特集「サルコペニア—筋研究の最前線—」
座談会　斎藤 充(司会)・原田 敦・村木 重之・重本 和宏

〈通巻9号・第3巻2号〉
特集「手の外科—最新の話題」
座談会　中村 雅也(司会)・池上 博泰・建部 将広・三浦 俊樹

〈通巻10号・第3巻3号〉
特集「股関節をめぐる最新の進歩」
座談会　田中 栄(司会)・中島 康晴・杉山 肇・安永 裕司

〈通巻11号・第3巻4号〉
特集「肩関節疾患の最前線」
座談会　田中 栄(司会)・菅谷 啓之・池上 博泰・藤井 康成

〈通巻12号・第4巻1号〉
特集「中高年齢者の半月板変性」
座談会　関矢 一郎(司会)・梅原 寿太郎・黒田 良祐・古賀 英之

〈通巻13号・第4巻2号〉
特集「整形外科イメージングの進歩」
座談会　中村 雅也(司会)・藤吉 兼浩・内田 研造・及川 泰宏

〈通巻14号・第4巻3号〉
特集「ロコモティブシンドローム」
座談会　田中 栄(司会)・星野 雄一・帖佐 悦男・泉田 良一

〈通巻15号・第4巻4号〉
特集「スポーツ障害—最新の知識と治療法—」
座談会　関矢 一郎(司会)・松本 秀男・宗田 大・土屋 明弘

〈通巻16号・第5巻1号〉
特集「人工膝関節置換術」
座談会　斎藤 充(司会)・王寺 享弘・松田 秀一・冨田 哲也

〈通巻17号・第5巻2号〉
特集「高齢者の脊柱変形—椎体骨折の診断と治療」
座談会　中村 雅也(司会)・松山 幸弘・波呂 浩孝・今釜 史郎

〈通巻18号・第5巻3号〉
特集「骨折治療の真実」
座談会　田中 栄(司会)・松下 隆・小林 誠・野田 知之

〈通巻19号・第5巻4号〉
特集「人工股関節置換術」
座談会　杉山 肇(司会)・斎藤 充・藤田 裕・中島 康晴・稲葉 裕

〈通巻20号・第6巻1号〉
特集「骨粗鬆症の診断と治療 update」
座談会　田中 栄(司会)・細井 孝之・宗圓 聰・萩野 浩

〈通巻21号・第6巻2号〉
特集「今,知っておきたい「リウマチ」のすべて」
座談会　桃原 茂樹(司会)・亀田 秀人・田中 栄・田中 栄一

【年4回(1,4,7,10月1日)発売】B5判　2017年 年間定期購読料15,120円(税込)
1部定価(Vol.1.1〜Vol.3-4)本体3,000円+税／(Vol.4.1〜5-4)本体3,200円+税／(Vol.6.1〜)本体3,500円+税

発行所　アークメディア
〒102-0075 東京都千代田区三番町7-1 朝日三番町プラザ406
TEL：03-5210-0871　FAX：03-5210-0874
E-mail：arc21@arcmedium.co.jp　URL：http://www.arcmedium.co.jp/

教育研修会 (頸椎・脊髄関連)

京都運動器疾患フォーラム(第98回)
会長：長谷 斉
日時：平成30年1月22日(月) 18:30～19:30
会場：ウェスティン都ホテル京都(京都府), 120名
演題：脊椎・脊髄手術における合併症と医療安全
　　　　防衛医科大学校整形外科学講座教授　千葉 一裕
1単位1,000円
問い合わせ先：小田　良
　〒602-8566 京都府京都市上京区河原町通広小路上る梶井町465
　京都府立医科大学大学院医学研究科運動器機能再生外科学(075-251-5549)

＊　　＊　　＊

日本脊椎前方側方進入手術研究会(第4回)
会長：金子 慎二郎
日時：平成30年1月27日(土)～28日(日) 8:30～17:30
会場：東京コンファレンスセンター・品川(東京都), 500名
演題：1. 脊髄腫瘍－前方進入で行うべき腫瘍とは－
　　　　慶應義塾大学整形外科教授　中村 雅也
　　　2. いつどんな症例で前方アプローチなのか, 後方アプローチなのか－自験例を元に－
　　　　浜松医科大学整形外科教授　松山 幸弘
　　　3. 前方か後方か－つきない議論－
　　　　慶應義塾大学整形外科教授　松本 守雄
1単位1,000円
問い合わせ先：金子 慎二郎〔参加事前申込・要〕
　〒208-0011 東京都武蔵村山市学園2-37-1
　独立行政法人国立病院機構村山医療センター
　(042-561-1221　内858)

＊　　＊　　＊

富山県整形外科医会(富山整形セミナー)
会長：杉木 繁隆
日時：平成30年1月27日(土) 17:40～18:40
会場：クラウンプラザホテル富山(富山県), 100名
演題：脊椎脊髄疾患の診療
　　　　金沢医科大学整形外科学教授　川原 範夫
1単位1,000円
問い合わせ先：中村 琢哉〔参加事前申込・要〕
　〒930-8550 富山県富山市西長江2-2-78
　富山県立中央病院整形外科(076-424-1531　内9632)

＊　　＊　　＊

北海道整形災害外科学会(第134回)
会長：岩崎 倫政
日時：平成30年2月3日(土)～4日(日) 9:00～14:00
会場：北海道大学学術交流会館(北海道), 650名
演題：頸椎変形の矯正手術への挑戦
　　　　医療法人社団元氣会札幌整形外科医院長　鐙 邦芳
1単位1,000円
問い合わせ先：角家　健
　〒060-8638 北海道札幌市北区北15条西7丁目
　北海道大学大学院医学研究院整形外科学教室
　(011-706-5935)

＊　　＊　　＊

西新宿整形外科研究会ウインターセミナー (2018)
会長：山本 謙吾
日時：平成30年2月3日(土) 15:00～18:00
会場：京王プラザホテル(東京都), 200名
演題：上位頸椎損傷　損傷型に応じた治療法の選択
　　　　東海大学医学部外科学系整形外科教授　渡辺 雅彦
1単位1,000円
問い合わせ先：田中 英俊
　〒160-0023 東京都新宿区西新宿6-7-1
　東京医科大学(03-3342-6111　内5865)

＊　　＊　　＊

東播整形外科医会(第20回学術講演会)
会長：山下 仁司
日時：平成30年2月17日(土) 16:00～18:00
会場：加古川プラザホテル(兵庫県), 60名
演題：脊椎脊髄疾患と痛みを考える
　　　　兵庫医科大学整形外科学講師　橘 俊哉
1単位1,000円
問い合わせ先：山下 仁司
　〒675-0024 兵庫県加古川市尾上町長田411-1
　医)慶仁会やました整形外科(079-426-8800)

＊　　＊　　＊

鳥取県脊椎研究会(第23回)
会長：山縣　昇
日時：平成30年2月17日(土) 17:45～20:10
会場：米子全日空ホテル(鳥取県), 100名
演題：難治性頸椎疾患の治療戦略－安全な手術をめざして
　　　　群馬大教授　筑田 博隆
1単位1,000円
問い合わせ先：永井 琢己
　〒683-0841 鳥取県米子市上後藤1-8-26
　永井整形外科医院(0859-33-8866)

＊　　＊　　＊

浜松整形外科セミナー (第121回)
会長：松山 幸弘
日時：平成30年2月23日(金) 19:10～20:30
会場：オークラアクトシティホテル浜松　4階平安

教育研修会 (頚椎・脊髄関連)

　　（静岡県），50名
演題：難治性脊髄疾患に対する治療戦略と将来展望
　　　脊髄腫瘍と脊髄再生
　　　　慶應義塾大学医学部整形外科教授　中村 雅也
1単位1,000円
問い合わせ先：星野 裕信
　〒431-3192 静岡県浜松市東区半田山1-20-1
　浜松医科大学整形外科学教室（053-435-2299）

　　　　　　　＊　　　＊　　　＊

ASHULA SPINE カンファレンス（第12回）
会長：稲垣 克記
日時：平成30年2月23日（金）19：30～20：30
会長：目黒雅叙園（東京都），50名
演題：難治性上位頚椎治療戦略
　　　　群馬大学医学部附属病院整形外科教授　筑田 博隆
1単位1,000円
問い合わせ先：三ツ橋 宏佳
　〒224-8503 神奈川県横浜市都筑区茅ヶ崎中央35-1
　昭和大学横浜市北部病院整形外科（045-949-7000）

　　　　　　　＊　　　＊　　　＊

山形脊椎懇話会（第21回）
会長：田中 靖久
日時：平成30年2月24日（土）17：00～19：30
会長：山形国際ホテル（山形県），100名
演題：頚椎由来の痛みと麻痺
　　　　公立学校共済組合東北中央病院病院長　田中 靖久
1単位1,000円
問い合わせ先：田中 靖久
　〒990-8510 山形県山形市和合町3-2-5
　公立学校共済組合東北中央病院整形外科
　（023-623-5111　内100）

　　　　　　　＊　　　＊　　　＊

千葉脊椎脊髄機能再建研究会（第19回）
会長：山下 正臣
日時：平成30年3月1日（木）19：00～20：00
会長：ホテルザ・マンハッタン（千葉県），50名
演題：頚椎前方除圧固定術その適応と限界，今後の展望
　　　　沼津市立病院副院長　望月 眞人
1単位1,000円
問い合わせ先：山下 正臣
　〒273-8556 千葉県船橋市海神6-13-10
　JCHO船橋中央病院（047-433-2111）

　　　　　　　＊　　　＊　　　＊

浜松整形外科セミナー（第122回）
会長：松山 幸弘

日時：平成30年3月1日（木）19：15～20：45
会長：オークラアクトシティホテル浜松　4階平安の間
　　　（静岡県），80名
演題：脊髄症は寝たきりになります．か？
　　　　神戸労災病院整形外科院長　鷲見 正敏
1単位1,000円
問い合わせ先：星野 裕信
　〒431-3192 静岡県浜松市東区半田山1-20-1
　浜松医科大学整形外科学教室（053-435-2299）

　　　　　　　＊　　　＊　　　＊

呉市整形外科医会
会長：白川 泰山
日時：平成30年3月8日（木）20：00～21：00
会長：呉阪急ホテル（広島県），50名
演題：脊椎脊髄疾患のおける電気生理学的手法を用いた病
　　　態解析・診断・そして治療への応用
　　　　山口大学大学院医学系研究科整形外科学准教授
　　　　寒竹　司
1単位1,000円
問い合わせ先：白川 泰山
　〒737-0046 広島県呉市中通り1-5-25
　マッターホルン病院（0823-22-6868）

　　　　　　　＊　　　＊　　　＊

頚椎セミナー（第12回）
会長：今釜 史郎
日時：平成30年3月17日（土）10：40～17：40
会長：名古屋大学医学部附属病院（愛知県），300名
演題：1．頚椎・頚髄損傷の注意すべき合併損傷－椎骨動脈
　　　　損傷の診断と治療－
　　　　神戸赤十字病院整形外科部長　伊藤 康夫
　　　2．頚椎脱臼の整復
　　　　埼玉医大総合医療センター高度救命救急センター
　　　　講師　井口 浩一
　　　3．頭蓋底・脊椎腫瘍に対する重粒子線治療
　　　　放射線医学総合研究所病院頭頸部腫瘍科科長
　　　　小藤 昌志
　　　4．頚椎・頚髄のaging－頚髄症の病態と手術成績へ
　　　　の影響－
　　　　江南厚生病院整形外科脊椎・脊髄センター部長兼
　　　　第四整形外科部長　中島 宏彰
　　　5．神経内科から見た頚椎症性脊髄症とその鑑別診断
　　　　中部労災病院神経内科部長　亀山　隆
　　　6．びまん性特発性骨増殖症に伴った頚椎損傷
　　　　慶應義塾大学整形外科助教　岡田 英次朗
　　　7．頚椎頚髄損傷に対するMIStの進歩－MICEPSか

教育研修会（頸椎・脊髄関連）

　　らReverseMICEPSへ－
　　　高知医療センター整形外科部長　時岡 孝光
　8. 脊髄損傷者の歩行再建－装具から装着型歩行補
　　助ロボット Wearable Power-Assist Locomotor
　　（WPAL）へ－
　　　中部労災病院リハビリテーション科副部長
　　　　八谷 カナン
　9. 頸髄損傷後の脊髄空洞症の治療
　　　中部労災病院整形外科部長　伊藤 圭吾
1単位1,000円
問い合わせ先：今釜 史郎〔参加事前申込・要〕
　〒466-8550 愛知県名古屋市昭和区鶴舞町65

　　　名古屋大学（052-744-2111　内5083）

＊　　　＊　　　＊

整形外科ネットワーク筑波(第4回茨城県骨粗鬆症セミナー)
会長：原田　繁
日時：平成30年3月28日（水）18：50～21：00
会長：オークラフロンティアホテルつくば（茨城県），
　　　80名
演題：頸椎疾患の診断と治療の最近の話題
　　　筑波大学医学医療系整形外科准教授　國府田 正雄
1単位1,000円
問い合わせ先：三島　初
　〒305-8575 茨城県つくば市天王台1-1-1

＊　　　＊　　　＊

Bone Joint Nerve Vol.8 No.1　Key Words

【あ行】
アクアポリン	435
圧迫性頚髄症	123
移植骨	67
運動ニューロン疾患	29
延髄梗塞	21

【か行】
画像所見	43
拡散テンソル投射路撮影	51
合併症	67
顆粒球コロニー刺激因子	123
筋萎縮性側索硬化症	29
筋温存	93
頚髄症	7, 15, 43, 59, 67, 87, 99
頚髄症に特有の手	15
頚椎	99
頚椎 plate	67
頚椎後縦靱帯骨化症	43, 59
頚椎後方除圧術	93
頚椎症性脊髄症	43, 51, 59, 75, 81
頚椎深層伸筋	93
頚椎前方除圧固定術	67
頚椎椎間板ヘルニア	59
頚部脊髄症	65, 107, 115
後縦靱帯骨化症	75
後方除圧固定術	107

【さ行】
索路徴候	15
視神経脊髄炎	35
軸性疼痛	81
自然経過	65
疾患修飾薬	35
手術手技	67
手術用顕微鏡	93
術式選択	87, 107
症候学	7
神経保護療法	123
診断基準	29, 35
髄節性麻痺	81
髄節徴候	15
脊髄症	21
脊髄病理	43
前方除圧固定術	107

【た行】
多発性硬化症	35
長期成績	81, 87
椎弓形成術	87, 107
低侵襲手術	93, 99
定量化	7
手の症候	15

【な行】
内視鏡下頚椎後方除圧術	99
日本整形外科学会頚髄症治療成績判定基準	115
日本整形外科学会頚部脊髄症評価質問票	115
脳血管障害	21

【は行】
発育性脊柱管狭窄	75
評価ツール	7
分類	7
保存療法	65

【や行】
予後予測	51

【A】
amyotrophic lateral sclerosis	29
anterior cervical decompression and fusion methods	67
anterior cervical plate	67
anterior decompression and fusion	107
aquaporin	435
axial pain	81

【C】
cerebrovascular disease	21
cervical deep extensor muscles	93
cervical microendoscopic laminotomy	99
cervical myelopathy	7, 15, 43, 67, 75, 87, 99, 107, 115
cervical ossification of the posterior longitudinal ligament	43
cervical posterior decompression surgery	93
cervical spine	99
cervical spondylotic myelopathy	43, 51, 65, 81
Cheiro-oral-pedal syndrome	21
Cheiro-oral-pedal症候群	21
classification	7
complication	67
conservative therapy	65

【D】
developmental canal stenosis	75
diagnostic criteria	29, 35
diffusion tensor tractography	51
disease modifying drug	35

【E】
evaluation tool	7

【G】
G-CSF	123

graft	67

【I】
image findings	43

【J】
JOACMEQ	115
JOAスコア	115

【L】
laminoplasty	87, 107
long tract sign	15
long-term follow-up study	87
long-term surgical outcomes	81

【M】
medullary infarction	21
minimally invasive surgery	93
minimum invasive surgery	99
MIS	93
motor neuron disease	29
MRI	51, 59
multiple sclerosis	35
muscle preservation	93
myelopathy hand	15
myelopathy	21

【N】
natural course	65
neuromyelitis optica	35

【O】
operating microscope	93
ossification of the posterior longitudinal ligament	75

【P】
pathology of the spinal cord	43
posterior decompression and fusion	107
Precentral knob infarction	21
Precentral knob梗塞	21
prognostic factor	51

【Q】
quantification	7

【S】
segmental palsy	81
segmental sign	15
selection of surgical method	107
selection of surgical procedure	87
surgical method and technic	67
symptom and signs in hands	15
symptomatology	7

〔投稿規定〕

本誌は，"運動器官，支持器官の基礎と臨床"に関する新知見のある論文の投稿を歓迎します．
すでに他誌に発表されたものや投稿中のものはご遠慮下さい．

1. 論文の形式は論文題名，著者名，本文，参考文献の順序にして下さい．また論文には**5つ以内の**〔key word〕，〔**欧文のタイトル**〕，および〔**和文の抄録（200字程度）**〕を添えて下さい．
2. 論文は400字詰原稿用紙に横書きに記載して下さい．図表，写真は本文とは別に1枚ずつ別紙に貼りつけて下さい．図表の説明は邦文とします．写真は鮮明なものをお願いします．デジタル画像として提出していただく場合には，**解像度が300dpiの場合，1,000pixel×750pixel以上**としてください．なお，参考のためにプリントアウトしたものを必ずお送りください．本文および文献の外国語はワープロを使用するか活字体でお願いします．
3. 論文は新かなづかいを用い，本文中の外国人名，地名，薬品名は原語のまま用い，一般に日本語化しているものはカタカナにして下さい．
4. 度量衡の単位は，mm，cm，mL，dL，L，μg，mg，g，kg，などと記して下さい．
5. 論文中しばしば繰り返される語は略語を用いて結構ですが，初出の際には省略しないで下さい．
6. 引用文献は主要なもののみ15以内とし，本文で引用している順に記載し，本文中には肩付番号をつけて下さい．また著者名は**3名までを記載し，それ以上の場合は「他」または「et al」**として下さい．雑誌の場合は「著者名，論文題名，雑誌名，巻数，頁数（始めの頁－終わりの頁），発行年度（西暦）」の順に，また，書籍の場合は「著者名，題名，書名．編集者名，巻数，発行社名，発行地，発行年度（西暦），頁数」の順で記載して下さい．欧文も前記に準拠します．

   （例）1）関矢一郎，宗田 大：変性半月板に対する細胞治療（基礎と今後の展開）．Bone Joint Nerve 4：141-146，2014
   2）Lopiz Y, Garcia-Coiradas J, Garcia-Fernandez C et al : Proximal humerus nailing: a randomized clinical trial between curvilinear and straight nails. J Shoulder Elbow Surg 23 : 369-376, 2014
   3）龍順之介，松野博明：下肢の手術療法．診断のマニュアルとEBMに基づく治療ガイドライン（厚生労働省研究班），日本リウマチ財団，2004，pp120-133
   4）Yukawa Y : Anterior and posterior surgery and fixation for burst fractures. Spine Trauma, Surgical Techniques, Patel VV, Burger E, Brown CW eds, 1st ed, Springer-Verlag, Berlin Heidelberg, 2010, pp299-309

7. 投稿枚数
   〈原著論文〉〈症例報告〉〈臨床経験〉は刷り上り6頁以内とします．2頁までは掲載料が無料です．それ以上は実費となります．〈短報〉は刷り上り2頁以内とし，実費有料です．本誌1頁は原稿用紙4枚に相当します．薬剤論文，器械論文については特別有料掲載となります．なお，論文の形式などについては一般論文の投稿規定に準じます．また，カラー掲載ご希望の場合も実費となります．＊総説的論文は原則として受け付けません．
8. 論文の採否については編集委員会で審査のうえ決定します．審査の結果，場合によっては原稿の一部加筆・訂正をお願いすることがあります．また，採用論文の掲載は原則として受付順とします．なお，特急掲載をご希望の場合はご相談下さい．
9. 掲載論文は著者校正を原則として一度行います．共著の場合は校正者を指定して下さい．
10. 掲載された論文には掲載誌1部を無料進呈します．

原稿はご希望の掲載欄を明記の上，下記宛必ず書留郵便でお送り下さい．
なお，編集の都合上必要なため，コピー1通を添えてお送り下さい．

〒102-0075 東京都千代田区三番町7-1 朝日三番町プラザ406
（株）アークメディア **「Bone Joint Nerve」** 編集部

「Bone Joint Nerve」次号予告〈通巻29号・第8巻2号〉 （予定目次）

特集●アスリートのメディカルサポート

❶ TOKYO2020がスポーツ医学にもたらすコンセプトチェンジ
　―スポーツ界の現状の問題点と今後の方向性―
　TOKYO2020とスポーツ医学のコンセプトチェンジ
　　　　　　　　　　　　　　　（東京オリンピック・パラリンピック組織委員会副会長）河野　一郎
　TOKYO2020に向けた政府の取り組み
　　　　　　　　　　　　　　　（オリンピック・パラリンピック東京大会推進事務局長）平田　竹男
　TOKYO2020に向けたアスリートへの医療サービス体制について
　　　　　　　　　　　　　　　（東京オリンピック・パラリンピックメディカルディレクター）赤間　高雄
　TOKYO2020がもたらす障害者スポーツ環境の変化 ………（障害者水泳協会会長）河合　純一
　スポーツ倫理（アンチ・ドーピング，スポーツ教育環境の問題点と改善方法）
　　　　　　　　　　　　　　　　　　　　　　（早稲田大学スポーツ科学学術院）友添　秀則
　ヘルスプロモーション（ヘルスリテラシー健康意識の変革）
　　　　　　　　　　　　　　　　　　　　　　（早稲田大学スポーツ科学学術院）岡　浩一朗
　スポーツビジネス（スポーツ界が今後産業として発展していくためには？）…（東京大学）境田　正樹

❷ メディカルサポート―サポート体制の現状とTOKYO2020へ向けた取り組み―
　JISSに於けるメディカルサポート …………………（国立スポーツ科学センター）奥脇　透
　女性アスリートのメディカルサポート ………………（国立スポーツ科学センター）土肥美智子
　ジュニアアスリートのメディカルサポート ………（早稲田大学スポーツ科学学術院）鳥居　俊
　障害者アスリートのメディカルサポート …………（東京大学・リハビリテーション科）藤原　清香
　陸上競技のメディカルサポート …………（丸紅東京本社診療所・日本陸上競技連盟医事委員長）山澤　文裕
　水泳競技のメディカルサポート ……………（国立スポーツ科学センター・日本水泳連盟医事委員）半谷　美夏
　サッカーのメディカルサポート ………………（順天堂大学整形外科・日本サッカー協会医学委員長）池田　浩
　バレーボールのメディカルサポート
　　　　　　　　　　　　　（杏林大学整形外科・日本バレーボール協会メディカル委員長）林　光俊
　ラグビーのメディカルサポート　（筑波学園病院整形外科・サンウルブズチームドクター）坂根　正孝
　柔道のメディカルサポート
　　　　…………（JCHO東京新宿メディカルセンター整形外科・全日本柔道連盟医科学委員）紙谷　武
　体操競技のメディカルサポート　（AR-Ex尾山台整形外科・KONAMI体操部チームドクター）林　英俊
　野球のメディカルサポート ………（東芝病院スポーツ整形外科・国際野球連盟医事委員）増島　篤

❻ 鼎談「アスリートのメディカルサポート」（予定）
　　鈴木　大地（スポーツ庁長官）
　　金岡　恒治（早稲田大学スポーツ科学学術院）
　　関矢　一郎（東京医科歯科大学／司会）

◎コラム ……………………………………………………（東京大学・整形外科）西野　仁樹

発行所　アークメディア　〒102-0075 東京都千代田区三番町 7-1 朝日三番町プラザ 406
TEL：03-5210-0871　FAX：03-5210-0874
E-mail：arc21@arcmedium.co.jp　URL：http://www.arcmedium.co.jp/

「Bone Joint Nerve」編集委員会（編集委員）（敬称略，五十音順）

斎藤　充（東京慈恵会医科大学　整形外科学）
関矢　一郎（東京医科歯科大学　再生医療研究センター）
田中　栄（東京大学大学院　整形外科学）
中村　雅也（慶應義塾大学　整形外科学）
桃原　茂樹（医療法人社団博恵会理事）

編集後記

　超高齢化社会を迎えた日本社会において健康寿命の延伸は喫緊の課題であり，数々の試みが多方面でなされています．運動器疾患の予防と治療は，その頻度の高さから，医療および社会経済的に最もインパクトが大きい課題の一つです．なかでも頚髄症は麻痺の進行に伴い日常生活動作が著しく低下するため，整形外科医が診断や治療を行う際に，注意を要する疾患であることは疑いの余地がありません．そこで本特集では，症候学，画像診断，保存療法から手術治療に関して，最近の頚髄症に関するトピックを記述いただきました．
　まず診断では，基礎となる症候学やmyelopathy handに関する知見，さらに運動ニューロン疾患や多発性硬化症などの神経内科的疾患との鑑別に関して記述いただきました．また，画像診断として，頚髄症をきたす多岐にわたる疾患の画像所見を詳述いただきました．最新の画像診断として拡散テンソル投射路撮影の頚髄症における有用性を報告していただきました．
　次に，頚髄症の治療を考えるうえで，自然経過を知ることは極めて重要です．そこで，MRIを用いた頚髄症の自然経過に関して記述していただきました．手術治療に関しては，前方固定術，後方除圧術（棘突起縦割式，片開き式，服部式，白石法，内視鏡視下），さらに前方法と後方法の比較に関する最近の知見を記述していただきました．
　最後に，頚髄症に対する患者立脚型評価法であるJOACMEQを紹介していただき，さらに現在治験が進行中である頚髄症の急性増悪に対するG-CSFの臨床研究に関してご報告いただきました．
　この一冊を読んでいただければ，頚髄症に関する現在の最新の知識がほぼ網羅できるように執筆者を選ばせていただきました．日々の臨床の現場で，誰もが治療する機会の多い頚髄症の診断や治療の一助になれば幸いです．

（中村雅也）

「Bone Joint Nerve」広告掲載一覧

表紙
帝人ファーマ株式会社 …………………… 表紙2
田辺三菱製薬株式会社 …………………… 表紙3
大正富山医薬品株式会社 ………………… 表紙4

前付色紙
久光製薬株式会社
日本臓器製薬株式会社

記事中
旭化成ファーマ株式会社 ………………………… 28
アステラス製薬株式会社 ………………………… 34
科研製薬株式会社 ………………………………… 42
第一三共株式会社 ………………………………… 58
中外製薬株式会社 ………………………………… 64
日本イーライリリー株式会社 …………………… 80
ファイザー株式会社 ……………………………… 86

Bone Joint Nerve
ボーン・ジョイント・ナーブ
こつ・かんせつ・しんけい（BJN）

叢書 通巻28号（Vol.8 No.1）2018
定価 3,780円（本体 3,500円＋税）
2018年（平成30年）1月1日発行
（年4回発行）

編　集　Bone Joint Nerve 編集委員会
発行所　株式会社アークメディア
〒102-0075 東京都千代田区三番町 7-1
朝日三番町プラザ 406号
TEL 03-5210-0871　FAX 03-5210-0874（編集部）
　　　　　　　　　FAX 03-3512-2727（経理部）
E-mail　arc21@arcmedium.co.jp
URL　http://www.arcmedium.co.jp/
振替口座　00180-5-488821

Printed in Japan ©Arcmedium Co., Ltd. 2018

・本誌に掲載する著作物の複製権，翻訳・翻案権，上映権，譲渡権，公衆送信権（送信可能化権を含む），貸与権，二次的著作物の利用に関する原著作者の権利は，株式会社アークメディアが保有します．
・JCOPY〈（社）出版者著作権管理機構　委託出版物〉
本誌の無断複写は著作権法上での例外を除き禁じられています．複写される場合は，そのつど事前に，（社）出版者著作権管理機構（電話 03-3513-6969，FAX 03-3513-6979，e-mail: info@jcopy.or.jp）の許諾を得てください．